中华文化与中医学丛书

赵朴初题

·

总主编 陈可冀

张铁忠 裴晓华 编著

饮食文化与中医学

捌

中国中医药出版社
·北京·

图书在版编目（CIP）数据

饮食文化与中医学 / 张铁忠，裴晓华编著 . —北京：中国中医药出版社，2017.5（2023.2 重印）

（中华文化与中医学丛书）

ISBN 978- 7- 5132- 4117- 5

Ⅰ . ①饮⋯ Ⅱ . ①张⋯ ②裴⋯ Ⅲ . ①中国医药学—研究 ②饮食—文化—研究—中国 Ⅳ . ① R2 ② TS971.2

中国版本图书馆 CIP 数据核字（2017）第 065333 号

中国中医药出版社出版

北京经济技术开发区科创十三街31号院二区8号楼

邮政编码　100176

传真　010-64405721

河北品睿印刷有限公司印刷

各地新华书店经销

开本 880×1230　1/32　印张 7　字数 200 千字

2017 年 5 月第 1 版　2023 年 2 月第 4 次印刷

书号　ISBN 978 – 7 – 5132 – 4117 – 5

定价　49.00 元

网址　www.cptcm.com

服 务 热 线　010-64405510

购 书 热 线　010-89535836

维 权 打 假　010-64405753

微信服务号　zgzyycbs

微商城网址　https://kdt.im/LIdUGr

官 方 微 博　http://e.weibo.com/cptcm

天猫旗舰店网址　https://zgzyycbs.tmall.com

如有印装质量问题请与本社出版部联系（010-64405510）

总主编简介 ————————————————————

　　陈可冀（1930—），中国科学院院士，国医大师，教授，第七、八、九届全国政协委员。曾受聘任世界卫生组织传统医学顾问（1978—2009）。现任中国中医科学院首席研究员及终身研究员，国家卫生计生委科技创新战略顾问，中央保健委员会专家顾问委员会成员，国家中医药管理局专家咨询委员会委员，世界中医药学会联合会高级专家顾问委员会主席，中国科学技术协会荣誉委员，国家心血管病中心专家委员会资深委员，国家神经系统疾病临床医学研究中心专家委员会委员，北京大学衰老研究中心学术委员会主任委员，中国中西医结合学会名誉会长。为中国文化书院导师，中国非物质文化遗产传统医药项目代表性传承人。在心血管病医疗研究、老年医学及清代宫廷原始医药档案研究等方面做出了系列贡献，先后获爱因斯坦世界科学奖、立夫中医药学术奖、国家科技进步奖一等奖等奖项。

《中华文化与中医学丛书》总序

　　中医学与天文学、算学和农学，是中国先人独自创造的科学技术体系中的四大核心学科（卢嘉锡，路甬祥《中国古代科学史纲·序》），但作为一门与生命、健康相关的自然学科，又有极深厚的文化底蕴。

　　"文"字原指笔画或色彩交杂（《说文解字注·文部》），后指事物之间的错综关系，所谓"物相杂，故曰文"（《周易·系辞上》）。《周易·贲（bì）卦》有"观乎天文，以察时变；观乎人文，以化成天下"之论，此处的人文与天文相对，指诗书礼乐等技艺及修养。圣人通过观察天象能了解四季时序的变化，通过礼仪规范教育以感化民众的手段治理天下。可见"文化"在古汉语中曾是"人文化成"一语的缩写。作为名词，"文化"二字连用最早见于西汉经学家刘向（约前77—前6）的《说苑·指武》："圣人之治天下也，先文德而后武力。凡武之兴，为不服也；文化不改，然后加诛。"此时的"文化"，有"文治加教化"之意。现代所谓的"文化"，内容较宽泛，指人类从原始进化到文明所取得的科学、艺术、宗教、道德、法律、风俗、习惯等诸多方面的成就，当是人类社会历史发展过程中所创造的全部物质财富和精神财富的总和。本丛书所指的中华文化既包括传统概念，也涵盖现代意蕴。

　　中医学是一门临床实践性极强的学科，它既源于历代的医疗实践，也和数千年中华文化血脉相连。古人有"上医医国"（《国语·晋语》）和"不为宰相，则为良医"（《宋史·崔与之传》）之说。在浩如烟海的文史典籍中，包含了大量的中医药文明成果；在卷帙浩繁的中医药文献中，蕴藏了丰厚的中华文化精髓。如《周易·乾卦》中的"天行健，君子以自强不息"和《周易·既济·象》中的"君子以思患而豫防之"等，在中医药学中则体现了生命观——积极主动、防范未然。《道德经》第二十五章中的"人法地，地法天，天法道，道法自然"，在中医药学中体现为自然观——天人相应、顺势而为。《孟子·公孙丑上》中的"夫志，气之帅也；气，体之充也……善养吾浩然之气"，在中医药学中体现为正气观——立命修身、调养正气。《礼记·中庸》中的"博学之，审问之，慎思之，明辨之，笃行之"，在中医药学中体现为治学观——博学审问、慎思笃行。"胸次岂无医国策，囊中幸有活人方"（陆游《小疾偶书》）及"万金不换囊中术，上医元自能医国"（辛弃疾《菩萨蛮·赠张医道服为别，且令馈河豚》）的著名诗句，表达了儒医相通的人生观——精忠报国、利济众生。另如贾谊《新书·胎教》之论孕期卫生，《礼记·月令》及《汉书·王莽传》关于尸解之阐述，《左传·僖公二十三年》"男女同姓（指同族婚配），其生不蕃"之谈优生，《逸周书·王会解》及《汉书·平帝纪》关于医疗设施之草创，《诗经》及《山海经》关于本草药石之认识，均可印证中华传统文化与中医学问之种种关联。当然，中医学吸取了传统文化中的基因但并非全盘接受，而是有所扬弃和发挥，前者如对割股疗亲的批析，后者如医家五行生克理论中的补（肾）火生（脾）土的应用。类似的生动实例还可列举出很多。

1992 年，陈可冀教授主编了国内外首套《中华文化与中医学丛书》，对从儒学、道学、佛学、甲骨文、周易、文物考古、兵学、古典文学、民俗学、饮食医养和象数等文化视角来诠释和探讨中医药的理论与实践之奥秘，做出了积极的尝试，在学术界和社会上产生了积极影响，得到汤一介先生等的赞赏，成为在这一方面研究的系列著作。时隔 20 余年，回首再看这套丛书，感觉仍有其学术价值和现实意义。为此，我们萌生了将本套丛书修订后再版的愿望。几经周折，在中国中医药出版社的大力支持下，此愿望终于得以实现。

此次修订包括两个方面，一是对已出版的 11 个分册在内容上加以增订或改写，由于部分原作者已过世、老迈和生病等诸种原因无法承担修订工作，因此增邀了部分作者；二是将原丛书扩充至 15 个分册，增加了敦煌文化、古典艺术、典籍文化、武术等 4 个方面的论述，基本囊括了中华文化的各个方面。我们希望通过从不同角度探隐溯源中华文化与中医药学之间的联系，力争在整理中发展，在继承中创新。希望通过这套丛书的出版，能够让大家更深刻地理解中华文化与中医药学的内在关系，较全面地认识中华文化对中医药学发展的重大影响。

新修订的《中华文化与中医学丛书》共分为《儒家文化与中医学》《道家文化与中医学》《佛学与中医学》《甲骨文化与中医学》《周易文化与中医学》《文物考古与中医学》《民俗文化与中医学》《饮食文化与中医学》《古典文学与中医学》《象数与中医学》《兵学与中医学》《敦煌文化与中医学》《古典艺术与中医学》《典籍文化与中医学》《武术与中医学》等 15 个分册。本套丛书既独立成册，又相互包容，在各自表达中医药与中华文化的一个方向或主题的基础上，通过中华文化这条主线，将各分册中的主题思想有机地联系在一起。如《易经》虽独具体系，但与儒学、道学和象数的关系也很密切。又如甲骨文、敦煌文化虽独立成书，但也与文物、典籍等有较大的关联性。

当年，为使本丛书臻于完善，特请著名社会学家费孝通教授、著名宗教学家赵朴初教授、著名中国文化学家汤一介教授及著名中医学家董建华、裘沛然、耿鉴庭、邓铁涛和俞长荣教授俯任顾问，赵朴初先生还特为本丛书题写了书名。此次修订和增补过程中，也较广泛征求了多位名家意见，以期不断提升书稿的编写质量。

大国之兴，文化先行，国家强则中医药学盛。我们衷心希望，通过本套丛书的续编和再版，能够起到推陈致新和继往开来的作用，对开创中华文化与中医学研究的新局面发挥积极的作用。是以为序。

陈可冀　李良松　林　殷
2017 年 3 月 6 日于北京

目 录

1

中国是世界文明古国之一，拥有上下五千年的历史，传统文化历史悠久，源远流长。其中，作为与人类生存密切相关的中医及中国饮食文化同样源远流长，它们经历了几千年的发展演变，以及一代又一代人生死经验的积累，已成为中国传统文化不可或缺的一个重要组成部分，也是中国物质文明和精神文明的重要组成部分，它们以独特的民族风格、传奇的力量令世界瞩目，对世界文化和文明做出了贡献。

　　一个民族传统文化的形式，是与该民族所从事的物质生产、主食作物的谷类及所处的生活方式密不可分的。"民以食为天"，古人治国安邦，主张足食足兵，战事打仗，粮草为重中之重，所谓"兵马未动，粮草先行"，不正是体现了食的重要性吗？同样，民间亦有开门七件事——柴米油盐酱醋茶，所以"食"被视为人们的头等大事。人们首先必须吃、喝、住、穿，然后才能从事政治、科学、艺术、宗教等等活动。中医学作为一种传统文化，是我国优秀民族文化遗产的重要组成部分，是中国人民长期同疾病做斗争极为丰富的经验总结。从古至今，中医学拥有了完整的理论体系，从理、法、方、药各个方面有效地指导着临床。当然，作为同饮食拥有同样悠久历史的中医来说，其形成、发展也和饮食文化有着千丝万缕的联系，和饮食文化互相渗透、互相促进，并且随着饮食文化的发展而完善。

一、饮食文化与中医学起源

　　中国历来是一个崇尚饮食文化的国家，饮食种类多、口味多、花样也多，几乎没有任何一个国家的饮食能同中国饮食相媲美。中国饮食文化处处展现出中华文化的精髓，中华文化又时时蕴含着中国饮食文化的无限魅力。早在170万年以前，中华民族的先民就已经生息、劳动、繁衍在祖国大地上了。中华民族先民们的原始生活是极其艰难的。

　　人类在原始社会时期，主要是以植物性食物来充饥，食物来源主要包括天然浆果、块茎、块根、嫩叶、幼芽和菌类。为了生存、安全和繁衍，人们本能地使用各种天然石块、树枝和木棒作为获取食物的工具和防御野兽侵害的武器，所以，他们还会捕食一些小动物，比如昆虫、兔、鱼等等。正如《庄子·盗跖》中所描写的："古者禽兽多而人民少，民皆巢居以避之，昼拾橡栗，暮栖木上。"大约从旧石器时代开始，原始人的食物结构在不知不觉中发生了变化，食用动物的比例显著提高。但是由于早期的原始人尚未开始用火，所以当时处于蒙昧时期的人类只能过着茹毛饮血的生活。《礼记·礼运》也称"昔者……未有火化，食草木之实，鸟兽之肉，饮其血，茹其毛；未有麻丝，衣其羽皮"，生动地描述了古人类衣不蔽体、茹毛饮血的生活状态。随着历史的发展，人类逐渐开始用石块制造出"石器"作为劳动工具，可以这么说，造石器是人类文化的源头，它不仅划清了人与动物间的界限，最重要的是它成为人类认识自然、改造自然、征服自然的最初的武器。尖状石头可以用来切割动物肉、挖掘植物的根茎，有刮削作用的石头可以用来刮削木棒和剥取兽皮，有砍砸作用的石头可以用来砍砸食物，砭石可以用来治病。砭石，即可以治病的石头，是中医砭、针、灸、药、按跷和导引等治疗方法中的砭术所使用的主要工具。早在旧石器时代，我们的祖先在没有任何医药知识的情况下，当身体出现不适时，就随便抓起被火堆烘烤过的石头进行热敷和刮拭以减轻痛苦。结果经过不断地经验积累，他们慢慢发现一些特殊的石头对于病痛是有治疗效果的。就这样，石头所适用的领域在一步步地被人们发掘，中华文化在不断地被充实，社会文明也在慢慢地进步。

言归正传，虽然这一时期的石器还十分粗糙，但是已经可以对食物进行初步的加工处理，从而为原始烹饪奠定了最初的基石。由于人类文明程度和知识水平的限制，远古饮食文化的特征只能是饥饿则追逐猛兽，狩猎动物，采撷野果、树籽、植物块茎，生吞活剥；渴则饮山泉溪水以维系生存。落后的原始饮食条件，食物不足，营养缺乏，食不果腹，而且生食动物可能造成各种细菌、病毒、寄生虫的感染，可想而知古人类的健康程度相当低。据人类学者考古证明，在周口店发现的 22 名猿人遗骨中，经判断，其中死于 14

岁以下者有 15 人，死于 15～30 岁、40～50 岁的猿人各有 3 人，而死于 50～60 岁的猿人仅有 1 人，表明猿人的寿命大部分是很短的。

疾病伴随生命而存在。原始人在与大自然搏斗，争取生存的过程中，在艰苦的自然环境中，在原始的饮食条件下，极易产生各种疾病。原始人的食物特点是生、冷、硬，腥臊恶臭而不洁净，给原始人带来了不少病痛。因为饮食首先要经过牙齿的咀嚼，冷、硬的食物极易使原始人患口腔疾病，其中以龋齿和牙周病为最多。在距今约 6000 年前的江苏邳州大墩子新石器时代遗址出土的人骨中发现，在 1035 个下颌齿中，患有龋齿 66 个，占下颌齿数的 6.38%，在 113 个下颌中；患有牙周病的有 46 个，占下颌数的 40.7%。此外，食物中毒、肠胃病也是原始人的常见病，如《韩非子·五蠹》记载："上古之世……民食果蓏蚌蛤，腥臊恶臭而伤害腹胃，民多疾病。"

火的发现，使人类的生活产生了飞跃的变革。中国饮食文化的一大特点就是以热食、熟食为主。一方面，食物的熟化既可以认为是原始烹饪的开始，也可以认为标志着人类饮食第一次革命的开始。火的发明有很多传说。如《礼纬含文嘉》记载："燧人始钻木取火。炮生为熟，令人无腹疾，有异于禽兽。"《梦粱录》："寒食第三日，即清明节，每岁禁中命小内侍于阁门前，用榆木钻火，先进者赐金碗，绢三匹。宣赐臣僚巨烛，正所谓钻燧改火者。"《古史考》记载："古者茹毛饮血，燧人氏钻火，始裹肉而燔之，曰炮。"先民们先是利用天然火，继而又知道保存火种，进而在制造劳动工具的过程中发明了人工取火。中华民族的先民们燃点木棒、树枝、草叶，烧烤食物，变生食为熟食，炮生为熟以化腥臊，一改茹毛饮血、生吞活剥的饮食状态，使不易下咽的"鱼蚌螺蛤"之类能够燔而食之。中国古人认为："水居者腥，肉臊，草食即膻。"热食、熟食可以"灭腥、去臊、除膻"（《吕氏春秋·本味》）。熟食大大缩短了食物的消化过程，而且更有利于人们对营养物质的吸收，促进身体和头脑的发育。用火加工食物还可扩大食物的种类和来源，钻燧取火，焚林而耕，还可补充人械不足。使用火还可制造工具。火的使用，使人类获得了征服自然的力量，是饮食文化生活的重要里程碑，对人类的进化起着决定性作用。另一方面揭开了饮食卫生的序幕。人类从生食过渡到熟食，不但改善了身体的营养状况，而且通过烧烤、煮食还能把附在食物上的寄生虫、细菌及其他致病微生物消灭，具有重要的消毒作用，减少了疾病的发生，增强了身体健康。对此，古代文献有不少记载。如《韩非子·五蠹》记载："上古之世，人民少而禽兽众……民食果蓏蚌蛤，腥臊恶臭而伤害腹胃，民多疾病。有圣人作，钻燧取火，以化腥臊，而民说（悦）之。"再如《礼纬含文嘉》中记载："燧人氏始钻木取火，炮生为熟，令人无腹疾，有异于禽兽。"

火的使用，帮助人类发明了制陶的方法。陶器的发明，不仅使人类第一次拥有了炊具和容器，为制作发酵性食品提供了可能，使饮食文化发生了新的变革、烹饪技术得以出现，而且使饮食卫生条件也发生了显著改善。古代遗留下来的陶器，最多见的是烹饪器皿，如鼎、鬲等。其次是贮藏食物的器具，如坛、罐等。陶器的使用，使人类的饮食文化水平进一步发展，同时减少了食物被污染的机会，也为中药汤液的产生准备了物质条件。

我国的饮食文化经历几千年，历久不衰，而且内容愈加丰富，花样繁多，并且在世界上享有一定的盛誉。究其原因，首先是我国在很早时期就进入了农耕时代，而且历代统治阶级基本上都是重农轻商，国家始终以农业为中心。由于社会人口相对较多，历史上天灾人祸频繁，使老百姓不得不对饮食温饱问题给予更多的关注，正如《汉书》强调的那样"民以食为天"。从老百姓常说的"吃香、吃亏、吃耳光、吃得开、吃闭门羹、吃到了甜头、你吃了吗"等口语中也可以发现，吃对于中国人的文化心理结构有着深刻的影响。其次是我国历史悠久，文化传统相续未断；地域广大，物产丰富。最后，我国人民善于学习、借鉴，在几千年的饮食实践中不仅创造和融会了儒、释、道、医等各家饮食文化，而且广泛吸取了国内外各民族饮食文化之长。

二、食医同源·食药同源

劳动创造了人类。中华民族的先民们在生产和生活中，第一重要的事情自然是如何生活下去。有生存，就必然有疾病。从自然界获取的天然食物，既可以致病，也可以治病。古人云：民以食为天，食为民之本。人类一天都不可缺少食物，时常还要和疾病进行斗争。因此，饮食和医学结下了不解之缘。

在原始的采集生活时期，先民们过着"饥则求食，饱即弃余"的生活，先民们以植物的果实如野果、根茎为基本食物，其次是鱼蚌之类水生动物。由于没有经验，不能辨别其有毒或无毒。有些食物香甜可口，有的则苦涩难咽，有的甚至会引起恶心、呕吐、腹泻，严重者可导致昏迷或致死等中毒情况，有些植物又能使一些病痛缓解。在长期饮食生活中，人类逐渐认识和掌握了植物的性能，把一类植物作为充饥、果腹、维持生命的食物，把一类能缓解病痛的植物也铭记下来。经过漫长的岁月流逝，在采集、品尝、饮食生活实践过程中，人类以生命为代价积累了对饮食和植物性能的认识。如《淮南子·修务训》记载"神农……尝百草之滋味，水泉之甘苦，令民知所避就，当此之时，一日而遇七十毒。"《史记·补三皇本纪》载："神农氏以赭鞭鞭草木，始尝百草，始有医药。"《通鉴外纪》也称："民有疾病，未知药石，炎帝始味草木之实，尝一日而遇七十毒。"真实生动地反映了饮食生活和医药起源的关系，即所谓的"食医同源""食药同源"。如考古工作者在北京人遗址中发现的作为食物的朴树籽，河姆渡遗址中的葫芦、橡子、菱角、酸枣、芡实、水稻，半坡遗址中的白菜、芥菜种子，均为原始人的可口食物，其中不少还不乏药物性能，至今还作为有效的中药使用。如中医认为酸枣性味甘、平，具有宁心安神、养肝、敛汗等功效，可以治疗虚烦不眠、惊悸怔忡，体虚自汗、盗汗。朱震亨认为血不归脾而睡卧不宁者，宜用此（酸枣仁）大补心脾，则血归脾而五脏安和，睡卧自宁。《本草经疏》中记载酸枣仁，实酸平，仁则兼甘，专补肝胆，亦复醒脾；熟则芳香，香气入脾，故能归脾；能补胆气，故可温胆。母子之气相通，故亦主虚烦、烦心不得眠。其主心腹寒热，邪结气聚，及四肢酸痛湿痹者，皆脾虚受邪之病，脾主四肢故也。胆为诸脏之首，十一脏皆取决于胆，五脏之精气皆禀于脾，故久服之，功能安五脏。再如茄子性味苦寒，有散血瘀、消肿止痛、疗寒热、祛风通络和止血等功效，可治疗内痔或大便出血、雀斑、汗斑、乳头皲裂、口腔糜烂等。现代分析发现，茄子含多种维生素、脂肪、蛋白质、糖及矿物质等，是一种物美价廉的蔬菜。特别是茄子富含维生素 P，在 100 克紫茄中维生素 P 的含量高达 720 毫克，这在蔬菜中出类拔萃，就是一般水果也望尘莫及。维生素 P 能增强人体细胞间的黏着力，改善微细血管脆性，防止小血管出血。此外，茄子纤维中所含的抑角苷，具有降低胆固醇的功效。因此，高血压、动脉硬化、冠心病、咯血、紫癜和坏血病等患者，常食茄子大有裨益。另据科学家研究，茄子还是癌症的"克星"。一些接受化疗的消化道癌症患者，出现发热时，也可用茄子作辅助治疗食物。

古籍中有关医药卫生的记载也论证了食物和中医药学起源密不可分的关系。

1.《诗经》

《诗经》是我国最早的一部诗歌集，原称《诗》，后来儒家将它列为经典之一，故称《诗经》。其内容分为风、雅、颂三大类，共收集西周初年至春秋中叶约 500 年间的诗歌 305 篇。《诗经》在反映劳动人民生产、生活、采集食物过程的同时，记载了不少的动植药物，其中有 100 余种为后世本草收录。如：

苍耳（《苍耳章》）："采采苍耳，不盈顷筐。"苍耳即今之苍耳草、苍耳子，早在《神农本草经》（简称《本经》）中就认为苍耳："主风头寒痛，风湿周痹，四肢拘挛痛，恶肉死肌。"今人多用之来治风湿痛和鼻渊。

苤苢（《苤苢章》）："采采苤苢，薄言采之。"苤苢即今之车前草，也是常用中药，《本经》认为其："主气癃，止痛，利水道小便，除湿痹。"现在主要用来治疗小便不利、水肿病。

蒌（《汉广章》）："言刈其蒌。"蒌即为蒌蒿，唐·孟诜《食疗本草》谓其有补中益气、长毛发令黑、治痫的功效。

蘩（《采蘩章》）："于以采蘩，于沼于沚，以采蘩于涧之中。"蘩，即燔蒿，又名白蒿，可生食，亦可蒸煮。《本经》列其为上品，称其味甘平，治五脏邪气，补中益气，长毛发令黑。

薇蕨（《草虫章》）："陟彼南山，言采其蕨""陟彼南山，言采其薇。"蕨即葵草，初生可食，《尔雅》说是菜名，性寒滑、味甘，有利水道、令人睡之功。薇则载于《本草拾遗》，谓其甘寒无毒，可利大小肠、利水道、下浮肿。

蘋藻（《采蘋章》）："于以采蘋，南涧之滨。"蘋亦属蕨类植物，生在浅水中，可酱食，可烹食。《吴普本草》又名之为苹菜，《本草纲目》谓其甘寒、无毒，可下水气、利小便、止消渴。藻，宋·苏颂《图经本草》认为其甘、大寒，滑，无毒，主去暴热热痢、止渴。

葑（《谷风》）："采葑采菲，无以下体。"下体即根，葑、菲之根茎皆可食，葑即蔓菁，蔓菁在《名医别录》（简称《别录》）中名为芜菁，苦温、无毒，利五脏、轻体益气，可治嗽、止消渴。

唐（《桑中》）："爰采唐矣。"唐，蒙菜也，一名菟丝。菟丝药用其子，故称菟丝子，是今之常用补肾药之一，《本经》列其为上品，称："主续绝伤，补不足，益气力，肥健。汁出面䵟。"《药性本草》称："治男女虚冷，添精益髓。"

麦（《桑中》）："爰采麦矣。"麦有小麦、大麦之别，历来是人们的主食。《别录》列其为中品。《本草纲目》谓小麦味甘、微寒，无毒，除客热，止烦渴咽燥，利小便，养肝气。而大麦味咸、微寒，为五谷长，令人多热，主治消渴，除热，益气调中。

桑葚（《氓章》）："于嗟鸠兮，无食桑葚。"葚，桑实也，鸠食葚多则致醉。唐·苏恭《新修本草》谓"单食止消渴。"《本草纲目》谓："捣汁饮，解中酒毒，酿酒服，利水气，消肿。"

荏（《小宛》《采菽章》）："中原有菽，庶民采之。""采菽采菽，筐之筥之。"菽即大豆。《本经》列为中品，称生大豆，涂痈肿；煮汁饮，杀鬼毒，止痛。《本草纲目》谓黄大豆甘，温无毒，功能宽中下气，利大肠，消水胀肿毒。又有黑、白数种，均可入药及充食。

谖（《伯兮章》）："焉得谖草。"谖，忘，谖草即合欢，食之令人忘忧，今人用为养血安神之品，《本经》谓其："安五脏，和心志，令人欢乐无忧。"

萑（《中谷有萑章》）："中谷有萑。"萑，即今之益母草，亦名茺蔚，《本经》列为上品，谓其子有"明目益精"之力。《本草纲目》谓益母："活血破血，调经解毒。"现代主要用于治疗妇科疾病，是妇科良药。

杞（《北山》）："陟彼北山，言采其杞。"《小雅·四月》："隰有杞桋。"杞即枸杞，《本经》列为上品，是常用中药，有补肝益肾养血之功，治五内邪气、热中消渴，久服坚骨。

桃（《园有桃》）："园有桃，其实之殽。"殽，食也，言桃实可食。桃仁也是活血化瘀中药，如张仲景的桂枝茯苓丸及桃仁承气汤均配有本品。

鲤（《衡门》）："岂其食鱼，必河之鲤。"鲤载于《本草纲目》，称其甘平、无毒，治咳逆上气，水肿脚满，下气，下水气，利小便。

《诗经》中收集的植物、食品，至今作为中药使用的还有很多，这些药物是古人在长期饮食活动中从食物中分辨出来的，是对食物充分认识和完善的总结，是"食药同源""食医同源"的有力例证。

2. 《山海经》

《山海经》古本为32篇，经刘秀校定为18卷，是一部集大成的百科全书。根据内容考证，约成书于战国至秦汉之间。其内容包含我国古代地理、历史、神话、民族、宗教、动物、植物、矿物等，是研究我国上古社会的重要历史文献，其中具有药理作用的动物、植物、食品也引起医学界的极大重视。《山海经》载药100余种，多明确记载了药物的名称、产地、形态、功效及使用方法，包括不少具有食疗功能的动物，可谓有关食物治病的最早记载，如"青耕鸟，食后可以御疾"等，可谓是我国本草著作的先河，为后世本草著作提供了基础依据。

《山海经》所记载的具有药效的动植物，其治疗作用大多数是通过食用而实现的。草木类有"祝余，食之不饥""萆荔，食之已心痛""条草，食之使人不惑……食之已疥""杜衡，食之已瘿""植楮，食之不眯""彤棠，食之已聋""荣草，食之已风""冈草，食之不愚""嘉荣，食之不霆""鸡谷，食者利于人""白茗，食之不饥，可以释劳""无名木，食之宜子孙……食之无疮，食之不疟""嘉果，食之不劳""亢木，食之不蛊"。

鸟类中有"鹧鸪，食之无卧""肥遗，食之已疠，可以杀虫""鸡，食之已风""当扈，食之不昫目""白鹇，食之已嗌痛""鬻鹃，食之已暍""黄鸟，食之不妒"。

动物中有"狌狌，食之善走""九尾狐，食者不蛊""耳鼠，食之不睬，又可御百毒""獜，食者不风"。

鱼类中有"虎蛟，食者不肿，可以已痔""赤鱬，食之不疥""文鳐鱼，食之已狂""滑鱼，食之已疣""何罗，食之已痈""鳛鳛，食之不痒""鲻鱼，食之已疣""鲐鱼，食之已狂""鮆鱼，食之不骄""人鱼，食之无痰疾""鳛父，食之已呕""鹹鱼，食之无疫疾""茈鱼，食之不粮""惰鲆鱼，食之已白癣""鯑鱼，食者无蛊疾"。

介类中有"三足龟，食者无大疾，可以已肿""三足鳖，食之无蛊疾"。

可以看出，《山海经》所录的动植物药品多是饮食经验的积累，所谓的药是依据食物对人体的不同作用而分辨出来的。因此，没有饮食活动就不可能有药物发现，"药"和"食"息息相关，一脉相承，药食是同源的。

3.《五十二病方》

1972 年在长沙市东郊发掘的马王堆汉墓，出土了大量的古代文物，其中在医药方面也有不少有价值的记载。该墓的年代是汉文帝初元十二年（公元前 168），距今约 2100 年之多。马王堆汉墓出土的医书中，主要部分是我国已发现的最古医方——帛方。全书记载了五十二题，每题都是治疗一类疾病的方法，故称《五十二病方》，是现今发现的最早的医方书。每病少则一二方，多则 20 余方，总数有 280 余方。所载疾病涉及内、外、妇产、儿、五官诸科。该书共载药品 247 种，其中可作为食物的有谷类，如麦、秫米等 15 种；菜类，如薤等 10 种；果类，如枣、杏等 5 种；禽类，如雄鸡等 6 种；兽类，如鹿角、羊肉等 23 种；鱼类，如鲋等 3 种，共计 62 种，约占全部药物的 1/4。书中所载的 52 种病，半数可以用食物治疗，或用食物调养。书中也有不少用食物和药物共同组成的方剂，如第一个治疗"诸伤"的方剂，其中就有桂、椒、姜、酒等食物。也有一些单用食物治疗疾病的组方，如用水煮李实治疗"伤痉"病，用醋煮黑豆或酒与醋煮黄米、小米以治疗小便不利等。充分反映了西汉以前我国食、医、药一体的情况。

诸伤：□□膏、甘草各二，桂、畺（薑）、椒□□□□□□□□□□□□□□□□□_□□毁一垸音（杯）酒中，饮之，日【壹】饮，以□其□二、□□□□胸，令大如荅，即以赤荅一斗并□，复治□□□□□□□□三、剢（剢）□□□【饮】其汁，汁宰（滓）皆索，食之自次（恣）。解痛，斩□四，以青粱米为鬻（粥），水十五而米一，成鬻（粥）五斗，出，扬去气，盛以新瓦甕，冥（幂）口以布三□九二，即封涂（塗）厚二寸，燔，令泥尽火而歠（歠）之，痏已九三。

4.《神农本草经》

《神农本草经》是我国现存最早的药物学专著，该书系统地总结了东汉以前我国医药学家和民间用药的经验。

《神农本草经》共 3 卷，全书共收集药物 365 种，其中植物药 252 种，动物药 67 种，矿物药 46 种。这些药物疗效大都确切可靠，多数至今还在沿用。其中"上品 120 种为君，主养命以应天，无毒，多服久服不伤人，欲轻身益气、不老延年者，本上经；中品 125 种为臣，主养性以应人，无毒、有毒，斟酌其宜，欲遏病补虚羸者，本中经。下品 125 种为佐使，主治病以应地，多毒，不可久服，欲除寒热邪气、破积聚、愈疾者，本下经。"在上品中就有酸枣、橘、柚、葡萄、瓜子、大枣、海蛤等 22 种食品，中品内有干姜、海藻、酸酱、赤小豆、黍米、粟米、龙眼、蟹等19种食品，下品中也有9种食物。大量的食品在《神农本草经》中出现，而且占有一定的比例，从而可窥见中医药学和饮食文化之间有极深的渊源关系。

橘柚，味辛，温。主胸中瘕热，逆气，利水谷。久服去臭，下气，通神。一名橘皮。生川谷。橘，作为一种水果，其全身均有药用价值，可以说一身是宝。橘核入肝肾，治疗疝气、睾丸作痛；橘络通经络而止痛，治疗痰滞经络之胸痛、咳嗽痰多；橘叶入肝胃，导胸胁逆气，为治疗乳痛要药；橘饼理气宽中，胜于橘皮；去白者名橘红，能理气并开胃；用白者名橘白，和脾胃，不伤气。

葡萄，味甘，平。主筋骨湿痹，益气，倍力，强志，令人肥健，耐饥，忍风寒。久食轻身，不老，延年。可作酒，生山谷。现代研究表明，葡萄有类似维生素P的活性，其种子油15g口服，可降低胃酸度；12g口服可利胆（但胆绞痛发作时无效）；40~50g有致泻作用。葡萄的茎叶有收敛作用，但无抗菌效力。

干姜，味辛，温。主胸满，咳逆上气，温中，止血，出汗，逐风湿痹，肠澼，下利。生者尤良。久服，去臭气，通神明。生川谷。

海藻，味苦，寒。主瘿瘤气，颈下核，破结散气，痈肿，癥瘕坚气，腹中上下鸣，下十二水肿。一名落首。生池泽。本品富含碘质，对缺碘性甲状腺肿有治疗作用。同时也可暂时抑制甲状腺功能亢进的新陈代谢率而减轻症状，但不能持久。

赤小豆，主下水，排痈肿脓血。生平泽。《食疗本草》中记载，用赤小豆"和鲤鱼煮烂食之，甚治脚气及大腹水肿"。现代用此法治疗肾炎性水肿、肝硬化腹水及营养不良性水肿，均有一定疗效。

粟米，味咸，寒。主养肾气，去胃脾中热，益气。陈者，味苦，主胃热，消渴，利小便。

蟹，味咸，寒。主胸中邪气，热结痛，㖞僻面肿，败漆，烧之致鼠。生池泽。蟹为血肉有情之品，外骨内肉，生青熟赤，性专破血，可补肝肾，壮筋骨，因而有续筋接骨、疗伤止痛的功效。但是在现代，蟹一般多用于饮食，很少药用。

5.《吕氏春秋》

《吕氏春秋》是在秦国丞相吕不韦主持下，集合门客们编撰的一部黄老道家名著，成书于秦始皇统一中国前夕。全书共分十二卷，一百六十篇，二十余万字。《吕氏春秋》十二纪、八览、六论，注重博采众家学说，以道家黄老思想为主，兼收儒、墨、法、兵、农、纵横和阴阳各先秦诸子百家言论，所以《汉书·艺文志》等将其列入杂家。书中亦提出了许多节制饮食的主张，对今人仍有某种指导意义。

《吕氏春秋·尽数》中记载："凡食之道，无饥无饱，是之谓五脏之葆。口必甘味，和精端容，将之以神气。百节虞欢，咸进受气。饮必小咽，端直无戾。"《本生》亦指出："肥肉厚酒，务以自强，名之曰烂肠之食。"《重己》篇又载："煇热则理塞，理塞则气不达；味众珍则胃充，胃充则中大鞔，中大鞔而气不达，以此长生，可得乎？"其意思为，饮食要有节，不要过饥也不要过饱。这与中医学理论不正相契合吗？

除了以上古籍外，东汉许慎的《说文解字》中说："药，治病草也。"而古籍中也有载"茹草饮水"之说，可知古代人类既食"草"以充饥，又食"草"以疗病，更可以看出食、药同源，二者之间水乳交融、密不可分的渊源关系。所谓"食""药"只是依据"草"的不同作用而区别之罢了。

《三国志》中记载有华佗食疗的许多成功病例。如有一次华佗看见有一个人，咽喉里填塞着非常好吃的东西，但是不得下咽，家人用车子载病人去求医。华佗听见他的呻吟声，驻车前去看病，对病家说："向来路边，有卖饼的人家，有蒜齑大醋，去弄三升喝下去，病当自然消失。"病家照办，结果患者站在那里吐出一条蛇，病症消退。华佗认为："食物有三化：一火化，烂煮也；一口化，细嚼也；一腹化，入胃自化也。"

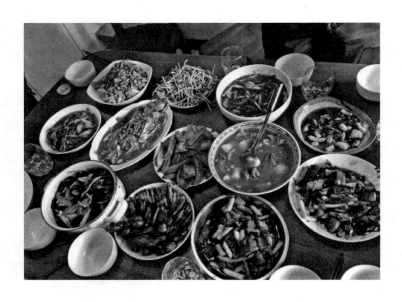

　　追本溯源，饮食文化与中医学息息相关，相互促进，共同推动了饮食的多元化及中医学的世界化，同时也造就了现代社会的养生热。养生一词出自《灵枢·本神》，即"保养生命、防病抗衰、延年益寿"。《素问·宝命全形论》里说："人以天地之气生，四时之法成。"人和自然界是有机整体，要顺应四时的寒热温凉变化以调摄人体，从而达到阴阳平衡、脏腑协调、气血充盛、经络通达、情志舒畅的养生保健目的。"安身之本，必资于食。不知食宜者、不足以存生。"饮食作为养生的重要组成部分，也必须顺应四时阴阳变化。《素问·四气调神大论》提出"春夏养阳，秋冬养阴"的四时顺养原则，饮食调理方面也应遵守这一规律。《素问·脏气法时论》里说："肝主春……肝苦急，急食甘以缓之。心主夏……心苦缓，急食酸以收之……肾主冬……肾苦燥，急食辛以润之。"即介绍了季节与五脏及五味的关系。唐代孙思邈在《千金要方》里说："春七十二日省酸增甘以养脾气，夏七十二日省苦增辛以养肺气，秋七十二日省辛增酸以养肝气，冬七十二日省咸增苦以养心气，季月各十八日省甘增咸以养肾气。"强调根据季节的变化来调节五味。元代忽思慧在《饮膳正要》里说："春气温，宜多食麦以凉之；夏气热，宜食菽以寒之；秋气燥，宜食麻以润之；冬气寒，宜食黍，以热性治其寒。"意为根据春温夏热、秋凉冬寒的季节特点，选择不同的食物以适应四时寒热温凉的变化。脾胃为"后天之本"和"气血生化之源"，一定要注意养护脾胃，只有脾胃功能正常，人们所食食物才能化为人体所需精微物质，饮食养生才能奏效。

第二章 儒、释、道饮食观与中医学

一、儒家的饮食观对中医学的影响

　　春秋战国时期，随着奴隶制度的瓦解，我国开始进入封建社会。由于铁器的普遍使用，水利的兴修，耕作技术的进步，使农业生产开始发展起来，农产品亦有了增加。生产水平的提高，促进了科学文化的发展，不论是天文、地理、数学、农学、文学、哲学、医学都取得了相当的成就。经济繁荣，文化兴起，在哲学方面形成了"诸子蜂起，百家争鸣"的局面，出现了儒家、道家、墨家、法家等不同的学术流派，其中儒家和道家对我国医学的形成产生了莫大的影响。

　　数千年来，人类饮食结构伴随着人类的发展而不断完善，从原始社会时期摘食野果、猎杀野物充饥，到发明火之后开始烧烤食物，五谷逐渐成为人类的主食。虽然现代社会人民生活水平逐年提高，但是中华民族的主食仍以谷物为主，正所谓"五谷为养，五果为助，五畜为益，五菜为充，气味合而服之，以补益精气"。这种传统的饮食结构自古以来一直影响着中华民族的饮食文化生活。显而易见，中国作为农业大国，中华民族的生存和繁衍依赖于农业生产的发展。农业的根基是土地，要求人民居住稳定。古代生产力极其落后，农业生产靠天吃饭，需要风调雨顺的自然条件才能获得好收成。因而，中华民族在长期农业生活中形成了守土固安、平和顺调的思想，使来源于生活的中国传统文化和哲学观念也趋向于崇尚中庸，主张调和。孔孟之道实际上就是这种观念的反映。

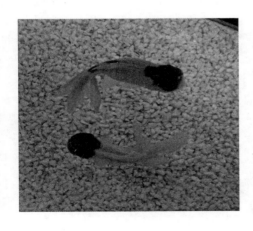

　　以孔孟为代表的儒家学派一直是我国古代哲学思想上的中坚学派。章太炎对儒家的评价为"知天文、识旱涝"。汉武帝时代的董仲舒从维护统治者立场出发，提出了"独尊儒术"的主张，并受到当权者首肯，把儒学抬高为官学，对我国的政治和文化产生了极深的影响。中国饮食文化、中医学也不例外，不同程度渗进了儒学的色彩。

"和"是儒家学派的重要哲学观，是儒家讲人性修养的一种高深境界，即"和而不流""中立不倚""宽裕温柔，足以有容""溥博如天，渊泉如渊"。"和"被专门阐述"中和观"的《中庸》推崇为"天下之达道也"。只要人的修养能达到"中和"的境界，就会达到天地均安其位，万物繁茂生长的效果，亦即"天地位焉，万物育焉"。这种哲学观在饮食文化中的反映就是"和谐"。"和"在饮食文化中则表现为非浓非淡，丰富而和谐，亦即适中，带有浓郁的中国哲学调和味道。《吕氏春秋·本味》形容为"甘而不浓，酸而不酷，咸而不减，辛而不烈，淡而不薄，肥而不腻"。"和"是饮食文化中的重要概念，以和为美是饮食文化存在的基础。"和"是饮食文化中的最高标准，是把多种丰富的食物加以增减调和使其适中，是对饮食整体性的把握，目的是为了使诸味和谐，创造美味佳肴。因此，"和"是多种味的统一美，既是技术，又是艺术，既是生存和健康的需要，也是陶冶性情、精神享受的需要。

关于饮食之"和"，春秋的晏婴曾有十分精彩的阐述："和，如羹、水、火、醢、醯、盐、梅，以烹鱼肉，焯之以薪，宰夫和之，齐之以味，济其不及，以泄其过，君子食之，以平其心。"（《左传·昭公二十年》）这里"和"是寻求味的平衡与适中，融五味于一炉，细腻地"济不及，泄其过"，以达到味的最佳效应，可以说饮食文化是味之"和"艺术。

《周礼》中记载的王室饮食，既有瓜果蔬菜，又有鸟兽禽鱼；既有酒饮羹酱，又有六谷饭食，饮食品种十分丰富。《周礼·天官·冢宰》曰："食用六谷，膳用六牲，饮用六清，羞用百有二十品，珍用八物，酱用百有二十瓮。"《礼记·内则》一章中就记载有酒、醴、羹、黍、寂、麦、粱、稻、林、枣、栗、桃、李、梅、杏、植、梨、棒、柿、怡、蜜、荃、榆等几十个品种。文中没有偏重任何一味食物，强调"和"，此处的"和"是寻求对人体各种需求的补充，使机体各方面达到平衡状态，而不是偏嗜某一种食物导致"失和"。

《尚书·洪范》载："五行：一曰水，二曰火，三曰木，四曰金，五曰土。水曰润下，火曰炎上，木曰曲直，金曰从革，土曰稼穑。润下作咸，炎上作苦，曲直作酸，从革作辛，稼穑作甘。"说明远在春秋战国以前，古人已经运用五行学说，以五味配五行，以五行相生相克规律为依据，推演和归类五味的五行属性，为认识和揭示饮食文化"调和"的内涵提供了朴素的哲学思维方式。《周礼·天官》还记载有："以五谷养之，以五药疗之，以五味节之……以酸养骨，以辛养筋，以咸养脉，以苦养气，以甘养肉，以滑养窍。"提出了以饮食五味调理人体的大法。《吕氏春秋·本味》则指出："调和之事，必以甘、酸、苦、辛、咸，先后多少，其齐甚微，皆有自起。"这就不难看出，饮食五味的调和是以味对人体组织器官的作用为基础，作为"和"的先决条件。这样就把人体的生理、病理和饮食文化的哲学概念交融在一起了。成书于此一时期的中医理论学经典著作《黄帝内经》在论述人体生理、病理、诊断、治则时体现"和"的概念也很多见。

人体健康的标志是五脏六腑功能充沛协调。气血经络通畅运行，脏腑才能发挥机体生命活动中心的作用，气血经络才能成为联系人体各部分之间的通路。其最佳状态是"和"，和是健康之本。《灵枢·天年》谓之："血脉和调……故能长久。"《灵枢·本脏》谓之："是故血和则经脉流行""卫气和则……腠理致密矣。"《灵枢·本神》则谓心、肝、脾、肺、肾五脏"端正则和利"，邪气"难伤"，可谓健康"中和观"。

饮食五味化生的水谷精微、气血津液具有滋润、濡养五脏六腑、四肢百骸、脑髓的作用，是维持人体生命活动的物质基础，其代谢平衡也是人体健康的重要环节，其正常状态也是"和"，即"阴平阳秘，精气乃生"。如《灵枢·五癃津液别》称之为："五谷之津液和合而为膏者，内渗于骨空，补益脑髓。"《素问·痹论》描述为："荣者，水谷之精气也……和调于五脏，洒陈于六腑。"《素问·六节藏象论》则概括指出："气和而生，津液相成，神乃自生。"可见，水谷精微、津液只有"和"才能成为营养成分，濡养人体，这是气血津液的"中和观"。

《素问·生气通天论》中说："阴之所生，本在五味，阴之五官，伤在五味。是故味过于酸，肝气以津，脾气乃绝；味过于咸，大骨气劳，短肌，心气抑；味过于甘，心气喘满，色黑，肾气不衡；味过于苦，脾气不濡，胃气乃厚；味过于辛，筋脉沮弛，精神乃央。是故谨和五味，骨正筋柔，气血以流，腠理以密，如是则骨气以精。"

《素问·生气通天论》还指出："谨和五味，骨正筋柔，气血以流，腠理以密……长有天命。"告诫人们饮食和合的重要性。要求人们摄入饮食五味要仔细斟酌，进行搭配。同时饮食要得当，既不要暴饮暴食，也应当避免饥饿不足，还要注意饮食不要偏嗜，应全面安排，以维持人体各组织器官、脏腑的正常需要。可谓饮食上的"中和观"。

《素问·脏气法时论》载："肝苦急，急食甘以缓之；心苦缓，急食酸以收之；脾苦湿，急食苦以燥之；肺苦气上逆，急食苦以泄之；肾苦燥，急食辛以润之。肝欲散，急食辛以散之，用辛补之，酸泻之；心欲软，急食咸以软之，用咸补之，甘泻之；脾欲缓，急食甘以缓之，用苦泻之，甘补之；肺欲收，急食酸以收之，用酸补之，辛泻之；肾欲坚，急食苦以坚之，用苦补之，咸泻之。"说明五脏有疾，可以将中医理论与饮食相结合，而达到治疗的效果，可以说是运用饮食五味治疗疾病的"中和观"。

可以看出，儒家学派主张的"和"的概念和饮食文化、中医学融会交通的关系。"和"对中国饮食文化的影响既深且广，并且和中国人民的精神世界、文化特征息息相通。饮食文化之"和"，小可敦睦感情、协调气氛，所谓"饮食可以和欢也"；大可使人民安居乐业，国家政通人和，兴旺发达，所谓"饮德食和，万邦同乐"。对人体来说，"内外调和，邪不能害"（《素问·生气通天论》），遇到疾病的时候，"谨察阴阳所在而调之，以平为期"（《素问·至真要大论》），"和"是健康之本。可见中国哲学思想"和"的内涵是多么博大精深、深厚隽永。

春秋战国正值中医理论形成时期，当时中医学理论中应用了如此之多"和"的概念，很可能受启于饮食文化的哲学思想。"和"的概念渗透于中医理论体系之中，并与中医理论的脏腑、阴阳、经络、气血、津液等诸多具体内容相互结合，熔铸为一体，形成了具有民族特色的中医理论体系，成为世界文化的奇迹。

　　儒家学派最著名的饮食观就是孔子提出的"食不厌精，脍不厌细"（《论语·乡党》）的"精细"观念。这种对饮食的精细追求，实际上是中华民族古代饮食经验的结晶。这个观念促进了中华民族饮食文化的发展。这个观念既是对饮食和菜肴的烹饪要求，同时也是中医学关于饮食文化理论的经验总结。

　　"食不厌精，脍不厌细"精细观具有以下几个方面的意义。首先是要求对食物的选择要精美，包括食物的外形要规整，质地要鲜嫩，颜色要鲜艳，味道要鲜美，这就保证了食品的清洁和含有丰富多样的营养物质，无疑对人体健康是很有益处的。其次要求食品的加工制作上要精细，保证了食品原料的整洁、美观、悦目，增进人们的美食兴奋心理，调动食欲。其三要求精致的烹饪技术，保证食物味美适口，调动胃口，引发食欲。食品通过这样的处理，色、香、味、美、养俱备，体现出"精细论"对饮食的全部要求，即调味、卫生、营养、健身。

　　古人早就把饥饿也看作是一种疾病，并且可以用进食的方法进行治疗。如《诗经》说："泌之洋洋，可以疗饥。"儒家的精细论则又给中国的饮食文化注入了新的、更深的内容。孔子"食不厌精，脍不厌细"的主张，既注意食品调和、加工精细的饮食文化活动，又是强调食品营养搭配、饮食健身的卫生概念，是融饮食文化和中医学知识于一炉的中华民族的生活经验总结。儒家饮食文化"精细论"对后世医家产生了不少影响，如《遵生八笺》说"饮食之宜，当候已饥而进食，食不厌细，仍候焦渴而引饮，饮不厌细呷"，《退庵随笔》所说"食精则能养人，啥粗则能害人"，都有儒家"精细论"观念的烙印。

《礼记·礼运》说："夫礼之初，始诸饮食。"人类的礼仪教化也是源于饮食文化活动的。

礼，《说文解字》释为"所以事神致福也"，是指人们祭祀神明，求得生活幸福的一种活动。考古学认为，以美食来敬神求福是礼的始意，礼的物化形式是饮食敬神。看来礼和饮食的关系密不可分，无饮食活动则无礼可言了。儒家代表孔子非常明了这一点。因此，礼也贯穿于他的饮食主张之中。出于礼，孔子提出了八不食。这种饮食观点集中记录在《论语·乡党》篇，如"食饐而餲，鱼馁而肉败，不食""色恶不食""臭恶不食""失饪不食""不时不食""割不正不食""不得其酱不食""沽酒市脯不食"。这些主张不仅从饮食文化角度指出不食视之不美、闻之不香、加工不好的食品，而且也从食品营养卫生更深一层内涵说明为了身体健康，不要吃坏了、变味的粮食及腐烂的鱼和肉，不要吃变臭、变质的食物，不要吃没有烹饪好（生、冷、硬）的食物，为了身体健康还要按时吃饭，还要因季节进食相宜食物。此外没有按规律割解的肉也不要吃，没有调好味的食物也不要吃，甚至从市肆中买来的肉和肉干（菜肴）也不要吃。孔子对饮食追求形成的习惯，并非是他个人饮食生活的写照，而是孔子对古人饮食生活卫生习惯的总结，是孔子对我国早期医学关于预防、卫生、防病知识方面的创见。

出自于礼，孔子在饮食方面还有许多精湛的主张。如他在《论语·乡党》中亦提出了"八不食"的饮食礼制："食饐而餲，鱼馁而肉败，不食。色恶不食，臭恶不食。失饪不食，不时不食。割不正不食。不得其酱不食。肉虽多，不使胜食气。唯酒无量，不及乱。沽酒市脯不食。不撤姜食，不多食。祭于公，不宿肉。祭肉不出三日，出三日，不食之矣。"从中可以看出其强调注重"八不食"与疾病发生的关系。臭秽腐烂发霉，形状、颜色、气味怪异的食物很容易导致消化系统病变，比如出现恶心、呕吐、腹痛、腹泻或便秘等食物中毒的症状，甚至严重时出现休克现象；现代研究证明，烧焦的肉、腌制不当的食物会产生致癌物质。有时往往越美味的东西，越影响人体的健康，因此面对可以使身体致病的食物，即使再美味，我们也应该理性地拒绝食用，这样才可以有效防止疾病的发生，保持身体健康、延年益寿。

他还主张饮食要节制，不能暴饮暴食，即"肉虽多，不便胜食气"；主张饮酒要适度，不滥饮，即"唯酒无量，不及乱"；主张吃饭时要专心致志、不多语言，即"食不语"。这些是孔子最早提出的关于饮食卫生、饮食礼仪等的内容，为中国饮食文化卫生观念的形成奠定了重要的理论基础。

儒家思想数千年来在我国受到尊崇，儒家所提倡的饮食观也被我国人民所遵循。秦时问世的《吕氏春秋·尽数》中也有关于饮食和"礼"的描述："凡食无强厚味，无以烈味、重酒，是以谓之疾首。食能以时，身必无灾。凡食之道，无饥无饱，是之谓五脏之葆。口必甘味，和精端容，将之以神气。百节虞欢，咸进受气。饮必小咽，端直无戾。"既讲了高粱厚味、醇厚烈酒对人体的危害，也总结出饮食的奥妙道理，即按时用膳、进食最好达到不饥不饱的程度，吃饭的姿势也要端正，保证饮食顺利下咽。首先把饮食礼仪和人体的健康联系在一起，进食时"和精端容"，调好仪表精神可以帮助食物的消化和吸收，同时也可以使身体各个组织器官都兴奋起来，接受水谷之精气。表明礼、饮食、卫生早在 2000 多年以前已受到古人的普遍重视。

儒家所主张的有益于人体健康的饮食文化观点，在长期的饮食文化生活中逐渐归化入我国的医学领域，不断地丰富了中医学理论。如《黄帝内经》中关于不同季节、气候下的饮食宜忌论述：冬"其味在咸"，春"其味在酸"，夏"其味在甘"，秋"其味在辛"，类似于儒家的"不时不食"之说。东汉时杰出的医学家张仲景在《金匮要略·禽兽鱼虫禁忌并治》中说："肉中有如朱点者，不可食之……凡肉及肝，落地不着尘土者，不可食之，猪肉落水浮者，不可食……秽饭、馁肉、臭鱼，食之皆伤人。"不能说不烙有孔子诸不食的痕迹。《金匮要略·果实菜谷禁忌并治》还说："正月勿食生葱，二月勿食蓼，三月勿食小蒜，四月、八月勿食胡荽，五月勿食韭，六月、七月勿食茱萸，八月、九月勿食姜，十月勿食椒，十一月，十二月勿食薤。"这就扩展了"不时不食"的内容，强调依据四时、月令而选择性地进食有益于身体健康的食物。唐代医学家孙思邈在《千金要方·食治》中也有类似的看法:"正月不得食生葱……二月、三月宜食韭,大益人心……八月、九月勿食姜。"元代忽思慧在其所著《饮膳正要》中更具体提出了四季的合宜饮食,如"春气温,宜食麦以凉之;夏气热,宜食菽以凉之;秋气燥,宜食麻以润其燥;冬气寒,宜食枣以热性治其寒"。说明"不时不食"的饮食观已演化、升华为食养、食治的理论,成为中医食疗学的一部分。

二、释家的饮食观对中医学的影响

佛教由释迦牟尼佛在印度创建,虽然并非起源于我国,但是其传入中国已有 2000 年之久,在历史的发展过程中,同样对中国饮食文化产生了影响。

佛教有许多戒规,比如有过午不食戒,有素食规定,亦有酒戒等等。其中,关于素食,由于其具有清淡、热量低、新鲜美味、营养丰富、不易伤脾胃、制作简单等特点,是一类有益于人类健康长寿的理想食品,所以在历史的发展中逐渐成为中国饮食文化中的一个重要组成部分,在现代社会尤其受广大青年女性们的青睐。

佛教在传入我国的初期,僧人还允许吃三净肉。但是到了南北朝时期,由于梁武帝笃信佛教,严禁僧人食一切肉类,从此全国成千上万的佛寺一律吃素食,广大的在家信众亦竭力效仿,于是社会上形成了素食的风气。这种风气在宋代以后更是盛行,全国许多的寺院都能做出一些色香味俱全的素食名菜。社会上也出现了专营素菜的素食店,以满足广大佛教徒和素食爱好者的需要。甚至皇宫中也专设有"素局",以供皇帝、皇后斋戒之日用。可以说正是由于佛教对素食的提倡与需要,才使素菜自成体系,独树一帜,风格别致,成为丰富多彩的中国饮食文化的一个重要组成部分。

中医学在饮食方面,虽然没有完全推崇的素食,但其饮食疗法的基本思想之一就是饮食清淡,即多食素而少食肥甘厚腻。这一点与佛教所规定的素食戒律有相似之处。

《素问·生气通天论》："高粱之变，足生大疔。"说明过食肥甘厚味，则易产生大的疔疮。《素问·异法方宜论》："西方者，金玉之域，沙石之处，天地之所收引也。其民陵居而多风，水土刚强，其民不衣而褐荐，其民华食而脂肥，故邪不能伤其形体，其病生于内，其治宜毒药。故毒药者亦从西方来。"说明西北地区的人们多食肉，虽然不容易受到外邪的侵袭，但是易内生湿满，这样问题更严重。元代朱丹溪《格致余论》："天之所赋者，若谷、菽、菜、果，自然冲和之味，有食人补阴之功。"明代万全《养生四要》："五味稍薄，则能养人，令人神爽；稍厚随其脏腑，各有所伤。"以上可见中医理论强调多素少荤。

素食一般以植物类和菌类为主。古人云："三日可无肉，日菜不可无。"说明蔬菜是人们生活必不可缺少的食物。这是因为蔬菜中含有多种营养素，是无机盐和维生素的主要来源，有些蔬菜药食同源，故可用于相应的疾病治疗。

素食治病的例子有很多。例如，健脾利尿的莴笋菜：莴笋 250 克，料酒适量，食盐适量，味精适量。具有健脾利尿的功效，适用于脾虚之食欲不振、小便不利等症。滋补润肺的木耳粥：黑木耳 5 克，大枣 5 枚，粳米 100克，冰糖适量。具有滋阴润肺的功能，适用于肺阴虚之咳嗽、气喘等症。清热降压的芹菜粥：芹菜（连根）120 克，粳米 250 克，食盐适量，味精适量。具有清肝热、降血压之功用，适用于高血压、头晕头痛等症。

佛教中的僧人，亦有"苦行僧"之称，他们虽然生活清苦，但是长寿者比比皆是。究其原因，除了清心寡欲之外，还在于释家从古到今积累了一套独特的祛病健身良方。近年来，日本学者经过深入的调查研究，将释家治疗方法编写为《佛门秘传除病健身法》，其中记载有金橘治疗胃溃疡。因金橘中含有大量的维生素 C，当然还有维生素 B_1、维生素 B_2、钙、磷等。还有黄瓜治疗心脏病，无花果治疗痔疮，黑豆治疗气喘等等。从这些经验可以看出，僧人是通过长时间的实践得出通过某些食物可以治疗一些小疾病的重要经验。

三、道家的饮食观对中医学的影响

　　道家泛指以先秦老子、庄子学说为中心的哲学流派及后世的道教。道家学说的创始人一般认为是春秋时代的老子，其代表作是《道德经》。道家的美学宗旨是崇尚自然朴素的审美观。道家非常崇尚自然，道的本体规定性就是自然。

　　中国饮食文化是植根于泥土的，以五谷为主食、以蔬菜为主要副食是中国饮食文化最基本的特征。中国饮食文化是悠久农业生产传统的扩展，是农业文明的直接承接。因此，中国饮食文化亦具有中国传统文化的特征，天人合一，崇尚自然。老子说："五色令人目盲，五音令人耳聋，五味令人口爽，驰骋田猎令人心发狂，难得之货令人行妨。是以圣人，为腹不为目，故去彼取此。"其饮食观即在于顺乎自然，而中国饮食文化也遵循了道家以自然为美的原则，即顺物原性，保持原物、原味、原形、原质。

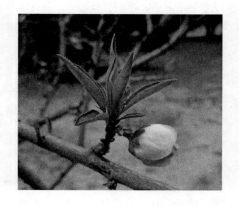

　　道的本体性就是自然。"本然者，淡也。"因此，自然清淡则是道的特性，影响于中国饮食文化则为"恬淡为上，胜而不美"。道家把淡味看作为百味之冠，淡味即是美味，烹饪技术中的所谓"大味必淡"就是其概括之言。"大味必淡"强调的是清淡美，追求的是质朴、自然的本味，要求人们巧妙地利用原料的天然本味，食用后齿颊留芳，回味无穷，产生一种难以用言语表达的美感，把人带进一种典雅隽永的审美意境。古人说"寄至味于淡泊"，清淡之品对味觉的刺激不浓，但内涵极其丰富而细腻。

　　对清淡饮食，历代文学家有不少褒美之词，比如《吕氏春秋》有《本味》篇，从篇名上则可看出古代人推崇自然清淡之味。宋代大诗人陆游对淡食、素食不仅大力提倡，而且研究亦深，他有一首诗赞道："霜余蔬甲淡中甜，春近灵苗嫩不蔇，采掇归来便堪煮，半铢盐酪不须添。"主张吃清淡的蔬菜要吃其鲜，吃其本味，不加任何咸厚调料，饱享天然鲜蔬，可谓深得淡食文化之精髓。宋代诗人杨万里也有一首《食笋》诗，赞赏新鲜素净的清淡之品是人间真正有味的佳品，其诗曰："岭南市里笋如酥，笋味清绝酥不如，不须咒笋莫成竹，顿顿食笋莫食肉。"宋代文学家苏东坡对清淡饮食也颇具好感，其在《浣溪沙》词中写道："雪沫乳花浮午浅，蓼茸蒿笋试春盘，人间有味是清欢。"充分透露出他清淡饮食的愉悦心情。清代李渔也在《闲情偶寄》极力称赞清淡素食："论素食之美者，曰清、曰洁、曰芳馥、曰松脆而已，不知其至美所在，能居肉食之上者，只在一字之鲜。"用"鲜"字概清淡素食之美，可谓独具匠心。自古以来，清淡素食一直影响着我国的饮食文化生活，并且在中国饮食文化中占有别具一格的地位。

赞同道家饮食文化观点的后贤，对滥用肥肉浓酒引起的人体斫伤都有较深的认识，大多贬厚味、褒淡味。如《吕氏春秋·本味》说："肥肉厚酒，务以自强，名之曰烂肠之食。"汉初枚乘《文选》也有"甘脆肥厚，命曰腐肠之药"的记载。这是提倡饮食清淡、少食鱼肉之类荤食的早期论述，也是道家的饮食文化哲学观念浸透入中国医学的初始反映。

淡味的调制贵于平和，忌浓烈，追求天然冲和。比如宋代文学家苏东坡因喜"自然之味"而大吃"煮蔓菁、芦菔"，尽情欣赏和领略淡食文化的情趣，故元代许有壬在其《白菜》诗中深情赞到"真味士夫知"。在长期的饮食生活中，人们开始注意到清淡之食可静身养性，有养阴、益心、健身之功。因此，不仅推崇道家思想的人求长生、望成仙而追求清淡饮食，所谓"食精身轻故能神仙"，而且历代养生家也领悟到饮食远肥厚、避荤食有利于身体健康。《黄帝内经》总结这一饮食文化经验，提炼、归纳成中医食疗、养生的一个基本法则，指出"肥者令人内热，甘者令人中满""消瘅仆击，偏枯痿厥，气满发逆，甘肥贵人，则高粱之疾也"，认为"高粱之变，足生大丁"，深刻地揭示了"高粱厚味"对人体健康的危害，同时也闪现出道家

"清淡为美""淡则存真"的饮食文化思维。

元代名医朱丹溪在《茹淡论》中也说"谷菽菜果，自然冲和之味"，食之"有补阴之功"。明代养生学家高濂在《饮食服食笺》中提醒人们"日常养生，务须淡薄"。即使以食山珍海味为习的清康熙皇帝对清淡饮食也有独特见解，他在《庭训格言》中提倡："高年人饮食宜淡薄，每兼菜蔬，食之则少病，于身有益。"就连宋代苏东坡在向友人谈及治疗痔疾时，也极力主张清淡饮食，认为："日久气力不衰而百病自去……此乃长生要诀。"可见道家的"自然清淡"观对我国饮食文化的影响既深且广，道家饮食文化的清淡美也通过中医养生观点完美地体现出来。

孙中山先生曾说："中国常人所饮者为清茶，所食者为淡饭，而加以菜蔬豆腐，此等之食物，为今日卫生家所考得为最有益于养生者也，故中国穷乡僻壤之人，饮食不及酒肉者，常多上寿。"科学地分析了清淡素食文化，肯定了清淡素食在中国饮食文化中的作用。

道家崇尚自然，提倡"返朴归真""清静无为"。这种观点反映在饮食文化方面，表现为"清淡"，渗入到中医学，则和中医养生理论嫁接，表现为"静"。老子在《道德经》中指出："淡然无为，神气自满，以此将为不死药。"庄子在《庄子·天道》中主张："虚静恬淡，寂寞无为。"都强调说明，只要人们思想安静、清闲、无欲、淡然，就能神志健全，精气内守，可以养神，亦可全精而益寿延年。古人很重视调摄精神对于增强身体健康的重要性，要求人们尽量减少不良的精神刺激，防止过度的情志变动，保持心胸开朗和乐观愉快，即《庄子·天道》所阐述的"水静犹明，而况精神""静则无为……年寿长矣"的道理。

中医学汲取了道家调摄精神的摄生原理和"清淡"的饮食文化观念，发展了静养的原则，充实了中医养生学，它的主导思想在《黄帝内经》中充分表现出来，如《素问·上古天真论》说："恬淡虚无，真气从之，精神内守，病安从来。"又说："独立守神，肌肉若一。"《素问·阴阳应象大论》也说："圣人为无为之事，乐恬淡之能，从欲快志于虚无之守，故寿命无穷，与天地终。"道家"自然清淡"的哲学观和饮食文化的"清淡美"通过养生学和中医学糅合在一起,组成了中医养生学的理论。

从饮食营养学来看,清淡饮食对人的心性内涵修养也具有一定的作用。因为清淡饮食多以蔬谷为主,而蔬谷类食物又以时鲜为多,清幽素静而淡雅,食之令人精神镇静,清心而寡欲,长期食用可于无形中使人和善,平心静气,谦恭有礼。相反,常食大鱼大肉、烈酒厚味之人,由于此类食品口味强烈、浓郁,易于令人兴奋冲动和逞勇狂躁,缺乏纯朴恬静的涵养。另外,清淡素菜中的粗纤维有助于食物的消化和废物的排泄,常食素菜有利于降低血脂,对人体健康有益。所以孙中山先生说:"夫素食为延年益寿之妙术……而中国人之素食,尤为适宜。"是对我国清淡饮食文化的最好评价。

养生为尚,是道家的饮食思想。孙思邈亦属道家,以养生为尚的思想发展出一套进食之道,其在《千金要方·五味损益食治篇》等篇章中提出"饮食有节",主张少吃多餐,认为"善养性者,先饥而食,先渴而饮。不欲顿而多,则难消也。常欲令饱中饥、饥中饱耳"。又说:"一日之忌,暮勿饱食。"进食时要保持精神愉快:"人之当食,须去烦恼。""食当熟嚼,使米脂入腹。"进食后用"温水漱口,令人无齿疾口臭"。"凡清晨刷牙,不如夜刷牙,齿疾不生。"可见,早在1000多年前,中国医家孙思邈就系统地提出了进食的卫生保健知识,这足以体现出我国饮食文明的发展高度,同时也可以体现出道家思想对中医学的影响。

3

第三章 《黄帝内经》与饮食文化

始于战国时期、完善于秦汉时代的《黄帝内经》是我国现存最早的一部比较完整的医学理论著作。《黄帝内经》系统地阐述了中医学的天人相应、阴阳五行、脏腑经络、病机治则、五运六气及整体观念等医学理论思想，开创了中医学的独特理论体系，标志着中医学由单纯的经验积累阶段进入了系统的理论总结阶段，为中医学的发展奠定了基础。

　　《黄帝内经》是中医学理论的古典巨著，全书包括《素问》及《灵枢》两部分，共有18卷，162篇，其中涉及有关饮食方面的理论阐述不下40余篇。从中可以看出古代饮食文化对中医学发展的影响，透析出中医学和饮食文化之间源远流长、紧密影响的联系。

　　一个国家或民族的饮食文化，首先指这个国家或民族的饮食结构和饮食文化心态，后者又包括为什么要吃及怎样去吃这样两种饮食心理。《黄帝内经》科学地论述了这一方面的内容。

一、膳食结构

　　饮食文化是人类社会文化组成的一部分。它的形成受不同历史时期、不同地域、不同民族的不同生活习俗的影响。中华民族是一个具有5000余年历史的文明古国，在长期的饮食生活中，逐渐形成了自己独特的饮食文化，首先表现在饮食结构上。世界各国和各民族由于地理环境、物质资源、气候特点、生产水平、消费过程和人文文化的不同，各国或各地区的饮食结构也不相同。一般认为大体上可分为以下三种类型：第一种是以动物性食品为主的饮食结构，饮食内容以肉类、奶类、蛋类为主；第二种是以谷物为主的饮食结构；第三种是以上两种类型相结合的饮食结构。

　　中国是农业大国，地大物博，农产品极其丰富。中国人在长期从事农牧业相结合的生产过程中，以农产品为主要的生活食品，形成了以素食为主的杂食型食物结构。远在春秋战国时期，中华民族的先民们就在认真研究和总结膳食结构。基于当时的饮食文化特点，《黄帝内经》提出了人们在日常饮食中应注意的配膳原则，即《素问·脏气法时论》所提倡的"五谷为养，五果为助，五畜为益，五菜为充，气味合而服之，以补精益气"。这个配膳原则要求人们杂食，并且强调了食物的主次。各种谷物是人们的主要营养成分，瓜、蔬、果、肉类则是人们营养的补充成分。其中，植物性食品占膳食成分的四分之三，是以植物性食物为主体、以动物性食物为辅助的膳食结构。早在两三千年以前，中华民族就总结出这样一个具有"补精益气"作用，非常有利于人体健康的完善的饮食结构，不仅丰富了中医学内容，也丰富了中国饮食文化的宝库。这个配膳结构也是世界上最先提出的较完善的饮食结构。从研究膳食的科学方面来看，《黄帝内经》不仅是我国现存最早的一部医学专著，也是研究中国古代食品和膳食营养的重要著作。《黄帝内经》对研究中国饮食文化也具有重要的参考价值，反映出"食医同源"的历史渊源。

对于这种膳食结构中具体食物的内容，《黄帝内经》也依据当时农业生产的水平，结合当时常用的饮食种类、进行了详尽的说明。如《灵枢·五味》对常用的食物及其五味作了概略的分类："黄帝曰：谷之五味，可得闻乎？伯高曰：请尽言之。五谷：秔米甘，麻酸，大豆咸，麦苦，黄黍辛。五果：枣甘，李酸，栗咸，杏苦，桃辛。五畜：牛甘，犬酸，猪咸，羊苦，鸡辛。五菜：葵甘，韭酸，藿咸，薤苦，葱辛。"

五谷一般指秔米、麻、大豆、麦和黄黍，实际上泛指谷类和豆类。从营养学来看，五谷杂粮含淀粉和蛋白质较多，豆类则含有丰富的脂肪，二者混合食用，不仅是人体热量和蛋白质的主要来源，而且弥补了谷类蛋白缺乏赖氨酸、豆类蛋白缺乏蛋氨酸之弊，可使蛋白质中的氨基酸取长补短，提高了生物效价。因此，《黄帝内经》提出的主食配伍是符合营养科学原则的。

五果一般指枣、李、栗、杏和桃，实际上也是水果的泛称。水果中含有丰富的维生素、无机盐和纤维素，是维护人体生命的重要营养物质，作为饮食的辅助，水果实为不可缺少的食品。

五畜一般指牛、犬、猪、羊和鸡。这类家畜、家禽，其肉类富含人体必需的氨基酸，是人类机体生长、发育不可缺少的物质，作为谷类主食氨基酸含量不足的补充，也是不可缺少的食品。

五菜一般指葵、藿、韭、薤和葱，实际上泛指所有的蔬菜。蔬菜中含有多种维生素和多量的无机盐，是人类机体生长代谢的必需物质。其中所含的大量纤维素可促进肠蠕动，加速体内代谢产物的排泄，非常有利于人类身体的健康，作为充实和完善主食营养的辅助，也是人类不可缺少的食品。

通过以上内容可以看出，《黄帝内经》的饮食结构观有两个特点：一为杂食，二是强调主次。这是一种全方位吸取"营养"的饮食思维。这个饮食结构，至今仍有它的合理性和科学性，为中华民族生息、繁衍到占全世界人口的 22%，为中华民族文明的发展，提供了物质基础。《黄帝内经》提出的这个饮食结构，可以说是对中华民族早期饮食文化的科学总结，不仅对中国，而且对整个东方地区饮食文化观的形成和发展都具有很大影响。以植物性食物为主的饮食结构，大大地减少了西方国家因高蛋白、高脂肪饮食而普遍导致的高脂血症、高血压、糖尿病、心脑血管疾病、肥胖症及结肠癌等众多疾病，提高了中华民族的整体健康水平。因此，中国古代的膳食结构是适合人类生存的膳食结构。据《健康报》载，日本国从原来植物型饮食结构过渡到西方型的饮食结构，上述高血压等疾病的发生率增加 4 倍，从另一方面也说明了这一点。

二、饮食心态

饮食和生命之间的重要关系不言自明。"民以食为天"是众人皆知的道理。《黄帝内经》对饮食与生命二者的重要关系也有充分的说明，反映了当时人们的饮食心态。《黄帝内经》认为，大自然是人类生存的根源，《素问·六节藏象论》概述为："天食人以五气，地食人以五味。"就是说明大自然的空气、大地土壤滋生的饮食五味是人类赖以生存的必需物质。换言之，人类依赖饮食而生存，而饮食是植根于土壤的。《灵枢·营卫生会》对此又进行了进一步说明："谷入于胃，以传于肺，五脏六腑皆以受气。"饮食所产生的水谷之气，不断地补充和营养人体的五脏之气，以维系脏腑功能。所以《灵枢·刺节真邪》归纳为："真气者，所受于天，与谷气并而充身者也。"维系生命的真气是先天禀受的，但必须要和后天的饮食所产生的水谷之气相互联系，相互结合，运行于经脉之中，才能发挥正常的生理作用。《灵枢·平人绝谷》更清楚地说明："故神者，水谷之精气也。"水谷之精气充足，五脏和调，人的生机才能旺盛。因此，人类要生活下去，就要不断地进行饮食生活。饮食和生命的关系，《素问·平人气象论》一言以蔽之为："人以水谷为本，故人绝水谷则死。"

《素问·阴阳应象大论》关于饮食五味、人体的盛衰及精气功能之间的关系讲得更透彻、更明了。其中谈到"味归形，形归气，气归精，精归化""精食气，形食味，化生精，气生形""味伤形，气伤精，精化为气，气伤于味"，辩证地说明饮食五味作为营养来源是强身壮体之必需，人的机体是绝对离不开饮食五味的。身强体壮则元气充沛，五脏六腑才能不断地发挥其生理作用，摄取饮食、吸收营养以充实机体。反之，饮食五味所偏或不足，又能伤及身体，影响各脏腑的生理功能，而使元气受损。这是古人对于饮食五味、人体与精气相互滋生、相互依存、相互制约关系的辩证认识，反映出古人的饮食心理。

吃，吃什么，如何吃，是随着人类的进化而变化、发展的，是人类文化的一部分，既是科学，也是艺术。如何吃和吃什么，衬托出古代人类的饮食心理。《黄帝内经》对此问题也有较为详尽的说明。

《黄帝内经》很重视"吃"这个生活大事，讲究吃的方式、方法，把因饮食不当而引起或诱发疾病作为疾病发生和形成的重要因素之一。关于这一点，《黄帝内经》中多有论述。如《素问·调经论》所称："夫邪之生也……得之饮食居处。"又如《灵枢·口问》所称："夫百病之始生也，皆生于风雨寒暑，阴阳喜怒，饮食居处……"再如《素问·腹中论》所称："此饮食不节，故时有病也。"《灵枢·玉版》也称："病之生时，有喜怒不测，饮食不节……"《黄帝内经》把饮食因素作为中医病因学内容的一个重要组成部分，是古代人类饮食心态渗透进中医学的体现，是中国饮食文化和中医学息息相关的反映。

《黄帝内经》在把"吃"作为人体生理需要的同时，还非常注重"病从口入"的饮食卫生观，倡导饮食要温饱适中，掌握恰到好处的原则。《素问·痹论》就提出一句千古名言："饮食自倍，肠胃乃伤。"告诫人们饮食要有节制，不要暴饮暴食，否则会戕害身体。这句脍炙人口的名言，自古以来就是中华民族饮食文化的座右铭，是《黄帝内经》饮食文化观的体现，对于中国饮食文化"饮德食和"气氛的形成具有巨大影响。

关于饮食不当所造成的弊端，对人体健康所形成的损害，《黄帝内经》讨论也颇详细。如《素问·生气通天论》提出的："因而饱食，筋脉横解，肠澼为痔，因而大饮，则气逆。"《灵枢·贼风》提出的："卒然喜怒不节，饮食不适，寒温不时……则为寒痹。"《灵枢·小针解》提出的："寒温不适，饮食不节，病生于肠胃。"《灵枢·刺节真邪》提出的："故饮食不节……津液内溢，乃下留于睾。"以上可知，下痢、痔疾、气喘、痹痛、肠胃疾病等均和饮食因素有关系。因此，《黄帝内经》主张"谨和五味""饮食有节"及卫生的饮食方式，而反对"以酒为浆，以妄为常"的不良生活习性，为后人的饮食文化生活提供了有益于健康的内容。

三、饮食方式

《黄帝内经》还非常注意所食食物的寒热温凉属性对人体健康的影响，阐述了饮食寒热对人体脏腑、气血的影响及与疾病的关系。如《素问·阴阳应象大论》中就说："水谷之寒热，感则害于六腑。"而且由于饮食入胃，其气由经脉上肺，饮食过寒过热，不但损伤脾胃，也易伤及于肺。故《灵枢·邪气脏腑病形》说："形寒饮冷则伤肺。"鉴于此，《灵枢·师传》说："食饮者，热无灼灼，寒无沧沧。"就是告诫人们饮食要温饱适中，不要过寒过热。

另外，《黄帝内经》还提倡清淡饮食，不赞成多食肥美甘甜厚腻的食物，因为"肥者令人内热，甘者令人中满"。《素问·奇病论》指出，多食高粱厚味之品，容易发生痈疽疔毒、消渴病（今之糖尿病）、偏枯病（今之脑血管病）等。如《素问·生气通天论》所说的"高粱之变，足生大丁"。《素问·通评虚实论》所说的"消瘅仆击，偏枯痿厥，气满发逆，甘肥贵人，则高粱之疾也"。《素问·奇病论》所说的"有病口甘者……此肥美所发也，此人必数食甘美而多肥也"。

《黄帝内经》论述的这些饮食准则是对中华民族以植物性食物为主的饮食结构的补充说明，揭示了饮食结构和疾病发生的关系。伴随西方国家习惯的肥美、甘甜、高热量的饮食而多发的一些现代病，如糖尿病、肥胖症、高血压病、心脑血管病等，反衬出《黄帝内经》饮食文化观的先进性、科学性。古人关于饮食结构与疾病关系的预见性，无疑是中华民族的聪明才智在饮食文化领域的展现。

《黄帝内经》也很重视饮食与四时、季节的关系。如《素问·阴阳应象大论》就提出：春"在味为酸"，夏"在味为苦"，秋"在味为辛"，冬"在味为咸"，长夏"在味为甘"。指导人们应注意根据四时季节的不同而选择不同的食物。这个概念是依据我国四时季节气候的不同而提出的，是古代四时季节饮食经验的总结，直到现在还在影响我们的饮食习惯。如秋冬季人们喜欢吃辛辣的调味品以促进食欲、增高体温而感和暖，夏季则喜饮清凉甘酸的清暑之品以祛暑热。

四、饮食"性味"

中国的饮食文化对于全人类重要的贡献之一就是"调味"。在长期的饮食文化生活中，中华民族积累了对"味"的丰富理解和认识，并且不断地升华，由知味、辨味、创造味，一直到欣赏味，进入到美食的心理境界。同时又把"味"灵巧地运用到中医学中，和人体的脏腑生理、病理结合起来，进行防病治病，有效地维护了人类的健康，形成了中医学独特的性味理论学说，成为世界文化的奇迹。

中华民族在饮食文化中追求美味，研究美味，具有享受美味的心理。在精神和艺术上享受美味的同时，人们又用美味调节人体的气血阴阳平衡，达到治病疗疾的目的，也是饮食文化和中医学一源同流、博大精深的体现。

中华民族对味的认识是经历了漫长的历史阶段的。人类会使用火以前，中华民族的先民依靠"采树木之实，食蚌蛤之肉"而生活，只能品尝到天然的味道，而且不避腥臊。50 万年前，"北京人"发明了用火熟食这一人类有史以来最伟大的技能以后，首先"炮生为熟"，化去腥臊恶臭不洁之味，也就是"调味"的启始。距今约 5000 年前，大约黄帝时代，史称夙沙氏煮海为盐，原始的人工盐产生。其后，记载上古史事的《尚书》开始提到酸、苦、甘、辛、咸五味。对于味的描述，《吕氏春秋》中有相当深刻的论述。其中有一段伊尹和商汤的精彩对话，伊尹说："凡味之本，水最为始，五味三材，九沸九变。"又说："调和之事，必以甘酸苦辛咸，先后多少，其齐甚微，皆有自起。"其关于调味规律的描述，言简意赅，颇有见解，深知味的奥妙。可知人类对于味的认识早在 3000 年以前就开始逐渐全面起来了。

由于人们善于知味、辨味，则用味、造味也随之产生了，从而出现了数不清的美味。所以《素问·六节藏象论》称："五味之美，不可胜极。"在追求美味的饮食生活中，中华民族积数千年的实践经验，经过反复验证，逐渐发现、认识和掌握了食物的性味和人体气血阴阳、脏腑经络之间的关系，又将五味（酸、苦、甘、辛、咸）分别归属于五行（木、火、土、金、水）。依据阴阳、五行相生相克制化规律，不仅指导人们日常生活调味的活动，增加食欲，而且在预防疾病、治疗疾病中也应用食物或药物性味的偏胜以纠正或调和人体各部分不协调的状态，终于总结出中医学的性味学说，收集在《黄帝内经》之中。这个学说阐明了食与味、味与时、味与健、味与药之间的辩证关系，并且被用于指导医疗实践，为保障中华民族的健康发挥了卓越作用，成为中医学的一条重要法则，也极大地丰富了中国古代饮食文化的内涵。

美味寓于食物之中。古人已认识到饮食是味的载体，进食各种不同的食物，实际上就是尝食各种不同味道的过程。饮食进入体内，变化为水谷之精气，通过"味"的作用，维持各脏腑的正常功能活动。如《素问·五脏别论》说："五味入口，藏于胃，以养五脏气。"《素问·六节藏象论》也说："五味入口，藏于肠胃，味有所藏，以养五气。"就是说明了这一道理的。

各脏腑由于生理功能不同，因此它们的组织结构也不同，所以，各脏腑所需要的物质营养的种类和来源也不相同。另一方面，由于各类食品所含的物质不同，进入人体后，各种成分和各脏腑的亲和力也不同，因此，对各脏腑的作用也不同。《灵枢·五味》总结为："五味各走其所喜，谷味酸，先走肝；谷味苦，先走心；谷味甘，先走脾；谷味辛，先走肺；谷味咸，先走肾。"《素问·宣明五气》更直接说明："五味所入，酸入肝，辛入肺，苦入心，咸入肾，甘入脾，是谓五入。"完美地把饮食、味、脏腑有机地结合在一起，论证了饮食五味对人体不同组织的营养作用，不仅指导平日人们的饮食生活，而且也给后代食疗的发展提供了理论依据。

《黄帝内经》还注意到各种饮食由于性味不同，其进入体内后，发挥作用的方式也不同。食物的性味与治疗疾病的关系非常密切。《素问·至真要大论》指出："辛甘发散为阳，酸苦涌泄为阴，咸味涌泄为阴，淡味渗泄为阳。六者或收或散，或缓或急，或燥或润，或软或坚，以所利而行之，调其气使其平也。"概述了五味对人体的生理作用。《素问·脏气法时论》还进一步指出："辛酸甘苦咸，各有所利，或散或收，或缓或急，或坚或软，四时五脏，病随五味所宜也。"深一层明示出，调和饮食，其滋味要合乎时序，要注意时令，同时还要注意根据所病脏腑的生理、病理不同，选择具有不同性味的食物进行协调。

《黄帝内经》提出的"性味"理论，经过历代中医学家在临床实践中不断地运用和探索，逐渐地与中医学的阴阳五行、归经理论结合起来，拓展成独特的中药学"四气、五味"学说。依据这个学说，人们发现不同的药物有不同的"味"，具有不同的作用，而"味"相同的药物，其作用也有相同之处。依据这个学说，把各种药物的性能归纳起来，使人们能够充分地熟悉各种中草药的性能，掌握住每一种药物的特点，予以正确使用。依据这个学说，中医学认为味辛的药物能散、能行、能润，多用于治疗表证或气血阻滞、或肾燥的病证。如紫苏叶可祛风散寒，木香可行气，川芎可行血，菟丝子具有润养的作用。味甘的药物能补、能和、能缓，多用于治疗虚证，或缓和拘急疼痛。如党参、甘草滋补和中，甘草、饴糖缓急止痛。味酸的药物能收、能涩，多用以治疗自汗、盗汗、泄泻等症。如五味子敛虚汗，五倍子涩肠止泻。味苦的药物能泄、能燥、能坚，多用以治疗热证或湿证，或气逆、秘结、痿软。如黄连泻火，苍术燥湿，大黄泄闭，杏仁降逆，黄柏、知母坚阴。味咸的药物能下，能软坚，多用于治疗便秘、结核、痞块等症。如芒硝泻下，牡蛎软坚散结。通过以上内容不难看出，中医学不仅刻有中国饮食文化的痕迹，寓有中国饮食文化观，而且是中国饮食文化的表达。

日常生活中，人们也经常依据《黄帝内经》的性味理论，使用不同性味的食物，治疗不同的疾病。如辛味具有发散的作用，在感冒发热时，则选用辛味的食物，如以葱、姜煎汤服用，已成为人人皆知的常识了。再如，咸味具有散结和软坚的作用，在治疗瘿瘤（单纯性甲状腺肿）、瘰疬等硬结疾病时，往往选食含有咸味的食物，如海带、海藻、海蜇等。

我国地域广阔，各地区的自然条件、人文情况也有很大差异，故而各地区人们的饮食习惯、饮食种类及主食的性质亦不尽相同，由此而造成人们的禀赋、体质亦不同，所以各地区人们易患之疾病也各有异。对于这种饮食文化差异和疾病发生的关系，《黄帝内经》中也有分析。《素问·异法方宜论》说："东方之域……鱼盐之地，海滨傍水，其民食鱼而嗜咸……盐者胜血。""西方者……沙石之处……其民华实而脂肥，故邪不能伤其形体，其病生于内。""北方者，天地所闭藏之域也……其民乐野处而乳食，脏寒生满病。""南方者，其地下水土弱……其民嗜酸而食胕，故其民皆致理而赤色，其病挛痹。""中央者，其地平以湿……其民杂食而不劳，故其病多痿厥寒热。"说明由于东、南、西、北、中地域不同，饮食文化植根的土壤则不同，因此，人们的饮食习惯、饮食种类及其所嗜食的"味"亦不同，同时易患的疾病亦各有特点，深刻地阐明了饮食文化和地理位置、疾病之间的关系。

五、谨和五味

在漫长的历史长河中，中华民族的先民们认识到人体摄入的饮食、五味必须比例协调，"谨和五味""五味各入所喜"，才能使机体的五脏六腑功能冲和，阴阳气血平和，正气旺盛，才能保持"邪不可干"的健康状态。同时也观察到饮食、五味失调，则可因其中一味或几味有所偏盛，从而导致脏腑功能失调，正气受损，病邪乘虚而入，使人罹患疾病。这就是《素问·生气通天论》所说的："味过于酸，肝气以津，脾气乃绝；味过于咸，大骨气劳，短肌，心气抑；味过于甘，心气喘满，色黑，肾气不衡；味过于苦，脾气不濡，胃气乃厚；味过于辛，筋脉沮弛，精神乃央。"强调指出，过食某一种味道的食物，这种味道所入的脏器功能则亢盛，可克制其相应的脏腑之气所产生的疾患。《素问·五脏生成论》也从五脏的生理关系紊乱，脏腑之间生克制化、相互制约的对立统一关系的平衡所受到的破坏着眼，指出五味所伤造成的弊端："多食咸，则脉凝泣而变色；多食苦，则皮槁而毛拔；多食辛，则筋急而爪枯；多食酸，则肉胝胎而唇揭；多食甘，则骨痛而发落，此五味之所伤也。"其中所说，过嗜咸味食物会发生"脉凝泣而变色"的临床表现，和今之心脏病患者不注意吃低盐饮食，加重心功能的损害而出现心力衰竭，使血液循环发生障碍，静脉系统淤血，血色变深，周围发绀等表现极其吻合。远在3000年前的《黄帝内经》作者，能够如此精确地观察到饮食五味和疾病之间的关系，不能不令人击节赞叹不已。

《黄帝内经》不仅从古人的饮食活动经验中发现饮食五味对人体所患的疾病有不同的影响，而且也归纳出不同疾病的饮食宜忌。《素问·宣明五气》说："辛走气，气病无多食辛；咸走血，血病无多食咸；苦走骨，骨病无多食苦；甘走肉，肉病无多食甘；酸走筋，筋病无多食酸。是谓五禁，无令多食。"既指出了饮食五味对五脏及其所主的筋、气、血、骨、肉等人体不同组织器官的营养作用，也说明了这些组织器官患有疾病时，过食会加重其病损的相应饮食五味的辩证关系。《灵枢·五味》又根据病变脏腑病位的不同，直接指出应禁忌的饮食五味，如"肝病禁辛，心病禁咸，脾病禁酸，肾病禁甘，肺病禁苦"。这些饮食原则，几千年来一直指导我国人民的饮食、医疗实践，而且为日常的饮食活动和医学实践证实其适合我国人民的生活规律，至今具有它们的科学价值。

脏腑病变时，应选择有利于病变脏腑的食物，此即为饮食所宜、饮食调养。《灵枢·五味》提供了以下的膳食谱："所言五宜者：脾病者，宜食秔米饭、牛肉、枣、葵；心病者，宜食麦、羊肉、杏、薤；肾病者，宜食大豆卷、猪肉、栗、藿；肝病者，宜食麻犬肉李韭；肺病者，宜食黄黍鸡肉桃葱。"这个膳食谱是我国早期食疗方案记载之一，是《黄帝内经》把中国饮食文化运用到中医学的具体体现，为后代食疗学的发展奠定了理论基础。在日常实践生活中，我们可按照《黄帝内经》提出的食疗准则，按照阴阳五行生克制化规律，举一反三，作为选择食物治疗疾病的参考。

《黄帝内经》在讨论治疗学的内容时，进一步扩展了食疗理论，特别重视饮食五味和治疗疾病的关系。强调按照阴阳五行生克制化的基础思维，用饮食五味调治五脏之气。其大法为"肝色青，宜食甘""心色赤，宜食酸""肺色白，宜食苦""脾色黄，宜食咸""肾色黑，宜食辛"。《素问·脏气法时论》还提出依据脏腑病变性质的不同，按照上述的食疗原则，选择不同的饮食五味，"以平为期"，达到治疗的目的。其法为"肝苦急，急食甘以缓之""肝欲散，急食辛以散之"；"心苦缓，急食酸以收之""心欲软，急食咸以软之"；"脾苦湿，急食苦以燥之""脾欲缓，急食甘以缓之"；"肺苦气上逆，急食苦以泄之""肺欲收，急食酸以收之"；"肾苦燥，急食辛以润之""肾欲坚，急食苦以坚之"。

中医学的主要治疗手段之一是中药及由中药组成的汤药。中药的作用之一是用于攻邪。病重药轻，则药不及病，固然不济于事，若药过于病，亦必伤害正气而变生他患。因此，治病不能完全依赖药物，还应注意饮食调养。古人特别注意到，如果邪气已去，需要调理的时候，那就不必单纯依靠药物，而应当依赖谷、肉、果、菜等气味平正的饮食来补益精气。故药疗、食养是治疗过程中不可缺少的两个重要环节。《素问·五常政大论》所说的"谷肉果菜，食养尽之，无使过之，伤其正也"，《素问·脏气法时论》所说的"药与调之，食必随之"，就是指的上述原则。说明了《黄帝内经》的饮食观贯穿于中医学生理、病理、预防、治疗、调护的每一环节，展现出中国饮食文化和中医学息息相关、密不可分的关系。

食养是必要的，但也必须注意掌握尺度，如果不加以控制，则会带来不良的后果。如《素问·热论》说："诸遗者，热甚而强食之，故有所遗也。"又说："病热少愈，食肉则复，多食则遗，此其禁也。"举例说明了热病患者在热势未退时强食的后果，以及热病热刚退就食肉或多食，使热又再发作的结果，辩证地说明了病中食养也应有所节制，酌情而施。

最后，从《黄帝内经》所载方剂来看，也闪现出《黄帝内经》的饮食文化观。《黄帝内经》虽仅载方13个，然而其中有不少单纯的食物方或食物与药物相结合方，如半夏秫米汤、四乌鲗骨一藘茹方、马膏、豕膏、稻米醪醴等。

第四章 民俗、二十四节气、饮食文化与中医学我国历史悠久，在漫长的历史长河中，古老的黄河、长江承载了中华民族的繁衍和生存。寒来暑往，冬去春来，在这片黄土地上形成了中华民族自己独特的民风、民俗。这些民风、民俗都有其历史根源、神奇的传说和独具一格的情趣，体现出中华民族的生活习惯、文化特点、精神和道德风尚，是中华饮食文化和民俗学的重要组成部分。这些民风、民俗内含有中华民族对生命的认识和与疾病作斗争的方式。在浏览我国民风、民俗，漫步于传统节日的动人传说中，我们也可领略到民风、民俗的饮食文化与中医学息息相联、密不可分的关系。

一、春节与吃饺子

　　提及春节，人们立刻会想起北宋王安石脍炙人口的咏春节的《元日》诗："爆竹声中一岁除，春风送暖入屠苏，千门万户曈曈日，总把新桃换旧符。"描写了春节热烈、欢快的气氛，喻示了万象更新和人们辞旧迎新的愉悦心情。

　　农历正月初一是我国最悠久、最隆重的传统佳节——春节，俗称过年。"年"的最初含义来自农业，古代人们把谷物的生长周期称作"年"。《说文·禾都》谓"年，谷熟也"，《诗经·周颂·丰年》也称"丰年多黍多稌"，《谷梁传·宣公十六年》也说"五谷大熟为有年"，足见"年"和农业生产的关系。又据西汉《尔雅·释天》说："夏曰岁，商曰祀，周曰年。"可知年的名称是从周朝开始沿用的。历史上各个朝代"年"的时间不一，据考证，夏朝以正月初一为"年"，商朝则以十二月初一为"年"，周朝以十一月初一为"年"，秦朝则以十月初一为"年"。至西汉，汉武帝则根据司马迁的建议，又恢复了"夏历"（亦即现在的农历），以正月初一为岁首，即年，一直延续了两千多年。古代称正月初一为"元旦"，"元"者始也，"旦"者晨也，"元旦"就是一年的第一个早晨。1949 年 9 月 27 日召开的中国人民政治协商会议第一届会议上，决定采用世界上通用的公历纪年，把公历（阳历）1月1日称为元旦，把夏历（农历）正月初一定为春节。

过年，是中国人民最盛大、最热闹的节日，在春节前后有许多风俗习惯，不仅增添了节日的气氛，同时也体现出新春伊始，大地复苏、万象更新的景象，这些习俗包括扫尘、挂年画、贴春联、剪窗纸、放鞭炮、守岁、拜年及吃饺子等等。

饺子起源于东汉时期，相传为医圣张仲景首创。某年冬至的那一天，张仲景到家乡白河岸边，看到很多穷苦百姓忍饥受寒，耳朵都冻烂了，原来当时伤寒流行，病死的人很多，他心里非常难受，决心救治。张仲景用面皮包上一些祛寒的药材（羊肉、胡椒等），做成"祛寒娇耳汤"分给乞药的乡亲们吃。乡亲们服食后，冻烂的耳朵治好了。后来每逢冬至，人们便模仿做这种"捏冻耳朵"吃，说是冬至吃了饺子不冻人。辽宁大学文学院杨太教授说，冬至吃饺子，是不忘"医圣"张仲景"祛寒娇耳汤"之恩。至今南阳仍有"冬至不端饺子碗，冻掉耳朵没人管"的民谣。后人学着"娇耳"的样子，用面皮包裹食物，也叫"饺子"或"扁食"，这便是饺子最早的雏形。

饺子是我国独特的传统食品，已有近两千年历史了。古人说："元旦子时，盛馔同享，如食扁食，名角子，取更岁角子之义。"可见春节吃饺子有更岁的意思。

据三国时魏人张辑的《广雅》记载，当时已经有称为"馄饨"的食品了。《辞海》中注解馄饨说：崔龟图注"颜之推云：'今之馄饨，形如偃月，天下通食也。'"颜之推为南北朝人，可见1700年前就有类似今天饺子的食物了。我国考古学家在新疆吐鲁番阿斯塔那村发掘唐代葬墓时，发现了十几个作为陪葬物的饺子，形如偃月，现藏在北京博物馆，和今天的饺子非常相似。《东京梦华录》第九卷《宰执亲王宗室百官入内上寿》记载："凡御宴至第三盏，方有下酒肉……双下驼峰角子。"当时所说的"角子"，就是现今的饺子。饺子作为食品，历来蒙人们青睐，无论过年、过节、喜庆寿日，吃饺子都已相沿成习。晚清徐珂的《清稗类钞》对饺子的描述较细，其云"中有馅，或谓之粉角……蒸食、煎食皆可，以水煮之而有汤曰水饺"，对其食法进行了介绍。

现今的饺子有多种风味，制法亦多样，有蒸饺、煎饺、锅贴、水饺，还出现了速冻饺子，迈入快餐行列。

过年吃饺子，不单是一种传统的饮食习俗，而且非常有利于身体健康。古人说"饮食所以和欢也"。春节，迎新送旧之际，亲朋好友拥坐一堂，随着煮水饺的热气弥散，推杯换盏，品尝水饺的美味，回味人生的欢乐，很是令人心旷神怡，极利于松弛一冬的疲惫精神。中医学认为，春主升发，热气洋溢的春节，美味的水饺有助于人体阳气的宣畅，有益于精神和体力的

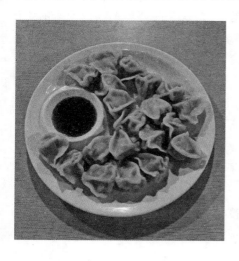

休养。再者，饺子由面粉制成，小麦有益心养肾、除烦止渴的功能，明·李时珍《本草纲目》认为："小麦，甘，微寒，无毒""除客热，止烦渴咽燥，利小便，养肝气……令女人易孕。养心气，心病宜食之。"现在临床上多用于治疗脏躁、烦热、自汗、消渴等症。

药食同源是中华医学的一大发明，古代医学家将中药的"四性""五味"理论运用到食物之中，认为每种食物也具有"四性""五味"。"药食同源"就是说中药与食物是同时起源的，饺子便是其中之一。饺子中的馅多以蔬菜、肉类相掺，荤素搭配，还可纳入很多调味品，如葱、香油等，不仅营养丰富，而且使饺子味道更加香美，更能增进人们的食欲。葱、姜、蒜是制作饺子不可或缺的调料。其中葱、姜的药用价值可以追溯到《神农本草经》。《神农本草经》将其列为中品，"生姜，气味辛，微温，无毒，久服去臭气，下气，通神明""葱

白，主伤寒，寒热，出汗，中风，面目肿"。大蒜有抗菌消炎的作用，可保护肝脏，调节血糖，保护心血管，抗高血脂和动脉硬化，抗血小板凝集。可见简单一个饺子，无论从民族文化方面，还是从药食同源方面，无不凝结着中国劳动人民智慧的结晶。

中国人吃饺子，除了它多样的口味外，更主要的原因是饺子在几千年的历史发展进程中已经成为一种带有吉祥寓意的食品。饺子成为春节不可缺少的节日食品，究其原因：一是饺子形如元宝，人们在春节吃饺子，取"招财进宝"之意；二是饺子有馅，便于人们把各种吉祥的东西包到馅里，以寄托人们对新的一年的祈望。在包饺子时，人们常常将金如意、糖、花生、枣、硬币等包进馅里，吃到如意或糖的人，来年的日子更甜美，吃到花生的人将健康长寿，吃到枣和栗子的人将早生贵子，吃到硬币的人来年会财源滚滚。饺子这一节日佳肴在给人们带来年节欢乐的同时，已成为中国饮食文化的一个重要组成部分。

现在水饺已成为中国人餐桌上寻常的食物，极大地丰富了中国人民的饮食品种，对增强中国人民的体质甚有裨益。

二、元宵节与吃元宵

元宵节是继春节后的一个盛大节日，两千年来沿袭不衰。元宵之夜，大街小巷张灯结彩、"火树银花不夜天"的热闹景象，历来多有记载，如《隋书·音乐志》中记载："每当正月，万国来朝，留至十五日于端门外建国门内，绵亘八里，列为戏场，百官起棚夹路，从昏达旦，以纵观之，至晦而罢……其歌舞者多为妇人服，鸣环佩，饰以花毦者，殆三万人。"元宵节的盛况在文人墨客的笔下也多有咏诵，如唐代苏味道的《正月十五夜》："火树银花合，星桥铁锁开；暗尘随马去，明月逐人来。游妓皆秾李，行歌尽落梅；金吾不禁夜，玉漏莫相催。"把长安城里元宵之夜的盛况和游人的兴奋之情淋漓尽致地表达出来了，美不胜收，直有"欢娱苦日短"的无限留恋心情。

正月十五的热闹场面很多，有闹花灯、猜灯谜和吃元宵。

元宵节吃元宵是中华民族的共同风俗。其起源也很古远。

据史料记载，有关吃元宵的文献最早见于唐五代，当时称这种以糯米粉制成，中囊以馅的食品为"面茧"或"圆不落角"。如宋·周必大在《平周续稿》中称："元宵煮浮圆子，前辈似未曾赋此……"周密的《武林旧事》中也有"节食所尚，则乳糖圆子，澄沙团子"之称。现在的元宵实际上就是这类食品的新称。民间传说的吃元宵的故事，其说更为有趣。据传说：在春秋末期，楚昭王复国时，在长江乘船而归，见一色白而微黄之物浮于江面之上，遂命人捞起，剖而食之，其瓤红如胭脂，味道香甜而美，问之左右，无

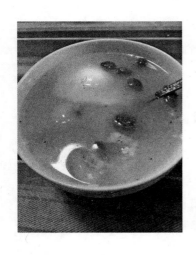

有识其名者。后昭王遣人问于孔子，孔子答曰："此浮萍果也，得之者主复兴之兆。"因此时正值正月十五日，故每年逢这一天，楚昭王则命人用面仿制此果，煮而食之。庆祝国家团圆，流传至今，正月十五吃元宵。

从制作方式上看，元宵主要分为两种，一种为实心不带馅，还有一种为带馅的。有馅的元宵多以糯米粉和白糖及多种干果及蜜饯制成，如果仁、核桃仁、瓜子仁、芝麻、豆沙等，还有加入火腿、猪肉、鸡蛋黄的。因此元宵的制作风味极不相同，有荤有素、有甜有咸。吃法亦不一，可带汤吃、油余或蒸吃。元宵的味道极美，入口甜蜜、喷香，很令人喜食。浙江的宁波汤团，四川成都的赖汤元，安徽安庆的韦家巷汤团，都是有名的小吃，历来脍炙人口。

经过千百年变更，大江南北的人们尝试做出不同口味的汤圆，但是最经典的黑芝麻汤圆从未被取代。黑芝麻作为食疗品，有益肝、补肾、养血、润燥、乌发、美容作用，是极佳的保健美容食品，现代医学更是发现黑芝麻的

维生素 E 含量居植物性食品之首。维生素 E 能促进细胞分裂，推迟细胞衰老，常食可抵消或中和细胞内"游离基"的积累，起到抗衰老和延年益寿的作用。

对于汤圆的制作，人们不仅只关注在它的馅上，对于汤的要求也比较讲究。其中以江南地区的米酒汤圆最具代表，其酒香四溢，香甜可口，透露着南方古镇浓浓的文化气息。米酒即醪糟，是南方人秋冬季节最爱吃的东西了，尤其是在城市里，每天一大早就有小贩在沿街叫卖"小钵子甜酒，有小钵子甜酒啦"，一碗充满酒香又温暖甜蜜的小钵子甜酒下肚，浑身暖洋洋的。米酒汤圆中的汤圆一般分为芝麻和山楂两种馅料。米酒有益气、生津、活血之作用。汤圆通常用糯米粉制成，从中医养生学的角度来讲，糯米性温、味甘，有补中益气、健脾养胃、止虚汗之功效，对脾胃虚寒、食欲不佳、腹胀腹泻有一定的缓解作用。夏天的时候，冰镇的米酒汤圆另有一番风味，冬天热烫的米酒汤圆在给我们温暖身体的时候也带来了健脾养胃的功效。

对于南北方文化的不同，在元宵节通过吃元宵和汤圆也能体现出来。元宵和汤圆两者外形相似，但在制作和口感方面却有所差异。北方习惯称之为元宵，而南方则称之为汤圆，它最大的区别是南方汤圆是逐一手工制成的，馅料是软的，而北方元宵馅料预先制好，晾干并切成小四方块，然后置于机器中滚上面粉即成。虽然做法不同，但无论哪一种都是细粉馅精。

元宵不仅味道香美，而且营养丰富。元宵的主要成分是糯米粉，有"补中益气""暖脾胃"的功能。元宵馅中如核桃仁、龙眼肉、瓜子仁、山楂、芝麻都是食药两用之品，有很多药理作用，可益肾、养血、活血散瘀、消食、健脾，因此元宵还是延年益寿的保健食品。元宵虽具以上特点，但究属黏腻之品，脾胃虚弱及老年人不宜多食。

三、端午节与吃粽子

农历五月初五是我国民间隆重的传统节日——端午节。

据魏晋周处《风土记》载："仲夏端午，端者，初也。"端五原意是每月初五日，由于"五"与"午"同音，因此，"端五"又称"端午"，后来又特别称农历五月五日为端午。

公元前 278 年农历五月五日，爱国诗人屈原因愤世忧国投汨罗江身死，江上的渔夫敬佩屈原的节义，纷纷拿出粽子投入江中以喂鱼蟹，避免江中鱼蟹吞吃屈原的身躯，还有人抱来雄黄酒倒进江里，要醉倒蛟龙水兽，以免伤害屈原身体。这些美丽动人的传说认为，端午节吃粽子、喝雄黄酒的习俗是因纪念屈原而产生的。正式定五月五日为端午节是宋朝的事情，为缅怀屈原的大义，朝廷追封屈原为忠烈公，并且让人们在节日戴带香袋，表示屈原的节操馨香溢世，流芳千古。

粽子古名叫角黍。李时珍《本草纲目》中说："角黍，俗作粽……近世多用糯米矣。"角黍是因粽子的形状有棱有角，内包糯米而得名。据史料记载，在唐代，粽子已成为节日和民间四季经常出现于市场的食品了，在京城长安也有专门制作粽子的作坊。当时的粽子馅已有多种花色品种，味美而质高。到了宋代还出现了"艾香粽子"，是以艾味浸米裹成。宋代爱国诗人陆游的"盘中共解青菰粽，哀甚将簪艾一枝"，说的就是"艾香粽子"。到了明代弘治年间，就开始用芦叶裹粽子，粽馅更加众多，有蜜糖、豆沙、猪肉、松子、枣、核桃仁等。到了清朝，又出现了火腿粽子，选料更加广泛，制作更加精美，味道更加鲜美了。

端午节食粽子风行，历代诗人也有很多描写，如唐代诗人郑谷所云："渚闹渔歌响，风和角粽香。"就连唐明皇吃了一种"九子粽"后，也诗兴大发，发出"四时花竞巧，九子粽争新"的慨叹。

在端午节，我国大部分地区尚有喝杯雄黄酒的习俗，有的还在房屋内外洒雄黄水，而且还把插艾和菖蒲作为端午节的活动内容。端午节已近盛夏，人体的阳气外越，表气不固，有多汗、烦渴的倾向。中医学认为"春夏养阳"是养生的一个重要内容，夏天尤应避免和减少阳气外泄。糯米就有以上功能。如唐·孙思邈说糯米可"益气止泄"。唐·陈藏器《本草拾遗》谓糯米有"主消渴"的功效。《大明本草》称糯米可"补中益气"。李时珍《本草纲目》则说糯米可"暖脾胃……收自汗"。可见，端午节前后以食粽子的方式多吃些糯米以解烦渴、固表止汗，不仅可调节人体阴阳平衡，对身体有益，而且富含中医学的理论思想。端午节食粽子，透露出民间的饮食习俗和中医学的内在联系。

五月五日前后，万物生长更加活跃，蚊蝇也大量滋生，空气中湿度增加，食品和物品容易发霉变质。此时人们洒雄黄酒、插艾、悬菖蒲也是中医卫生学和预防学的体现。我国人民对雄黄的除毒和杀菌作用早有认识，早在《神农本草经》中就认为雄黄"味苦性平，寒，有毒……杀精物恶鬼邪气百虫毒"，有燥湿、杀虫之功。艾又称家艾、蕲艾，是山野中自生的菊科草本，性温、味苦辛，具有浓郁的芳香味道，有除湿散寒、温经止血的功能。菖蒲是多年生芳香草本植物，其叶似剑，含有挥发性芳香油。菖蒲具有芳香辟秽、通窍醒神、健胃、杀虫灭菌的功效。端午节前后，人们把房子打扫干净，在房内，尤其是贮藏食品的地方，以及卫生间洒上雄黄酒，把艾叶挂在门窗上，把菖蒲悬在门上，不仅仅是"辟邪"，还能杀死或驱赶蚊、蝇等害虫，有灭菌消毒、净化空气以预防疾病的作用。俗语说的"端午佳节，菖蒲作剑，悬以辟邪"是有其科学道理的，是中医预防医学在民间习俗中的反映。

四、中秋节与吃月饼

农历八月十五日是我国的中秋节。其夜皓月当空，银光洒地，清澈如水，人们沐浴着月光的温柔清辉，都会自然忆起唐代大诗人李白"举头望明月，低头思故乡"的千古绝唱，陡增几分思乡、思亲的情趣。

我国关于"中秋"的记载亦很古，始见于《周礼》，其载："中春昼，鼓击士鼓吹豳雅以迎暑；中秋夜，迎寒亦如云。"唐·欧阳詹解释了中秋的含义，在《长安玩月诗序》中说："秋云于时，后夏先冬；八月于秋，季始孟终；十五于夜，又月云中。稽于天道，则寒暑均，取于月数，则蟾魄圆，故曰中秋。"指出农历八月十五居秋季八月的中间,所以叫中秋。

中秋节之际,自古以来就有赏月、祭月和吃月饼的习俗。

古往今来,中秋的月亮不知勾起了多少文人墨客的思乡之情,让他们为之畅想,为之忧愁,为之癫狂……从他们的诗词中,我们至今尚能一窥古代中秋佳节的风俗,还有他们当时的心境。张九龄的《望月怀远》:"海上生明月,天涯共此时。情人怨遥夜,竟夕起相思!灭烛怜光满,披衣觉露滋。不堪盈手赠,还寝梦佳期。"苏轼的《水调歌头》:"明月几时有,把酒问青天。不知天上宫阙,今夕是何年。我欲乘风归去,又恐琼楼玉宇,高处不胜寒。起舞弄清影,何似在人间。转朱阁,低绮户,照无眠。不应有恨,何事长向别时圆。人有悲欢离合,月有阴晴圆缺,此事古难全。但愿人长久,千里共婵娟。"

关于中秋节的传说有很多,如嫦娥奔月、吴刚伐桂、玉兔捣药……而月饼上贴纸的来源则与朱元璋有关——据说当时朱元璋联合各路反抗力量准备起义,恐朝廷官兵搜查,为传递消息,军师刘伯温想出一计策,命令属下把藏有八月十五夜起义的纸条藏入饼子里面,再派人分头传送给各地义军,通知于中秋晚上起义响应。

中秋节不仅是个全家团圆的日子,更是一个秋天农作物丰收的节日,丰收在望并不意味着五谷归仓。人们相信,万物的生长靠太阳,而果实丰满要靠月亮,阴阳和谐才能真正五谷丰登。于是,大家就把中秋节确定为祭祀月亮的节日,祭品就是月饼。一般月饼要用新谷来做,一是向月亮表示敬意,把收获的第一把果实献给她;二是让月亮神尝尝,果实只有八成熟呢,还不够饱满,请月亮再护佑一段时间。

关于"月饼"一词,据考证,最早见于南宋吴自牧的《梦粱录》,而明确有吃月饼的描述则见于明代的《西湖游览志余》,其文说:"八月十五日谓之中秋,民间以月饼相遗,取团圆之义。"刘侗的《帝京景物略》也有"八月十五日祭月,其祭果饼必圆"的记载。

八月十五吃月饼也有极深刻的中医内涵。八月十五前后正值秋季,是万物成熟收成的季节，天高气爽、景物肃杀。为了适应外界的变化，人们应使精神宁静，肺气匀和，以应付肃杀的秋气。《素问·四气调神大论》说："以缓秋刑，收敛神气，使秋气平……此秋气之应，养收之道也。"就是提示人们秋天的"摄生"在于"收气"。八月十五夜，明月高悬，如水的清辉洒满人间，人们围坐在一起，边吃月饼，边观赏月亮，在共享天伦之乐之际，怡养精神，舒畅气机，忘却了夏季的酷暑、炎热，身心进入宁静协调的境界，为准备进入冬季而保养肺气，养精蓄锐，也就是中医学所说的"秋冬养阴"之意。月饼是以面粉和多种糖果制成，其味甜润无比。秋气多燥，燥为秋令，肺为秋脏，因此燥胜则伤肺。值此之时，人们借食月饼而多进些甘润食品，可起到保肺气的作用，其中颇含中医学"甘寒润燥""润可祛燥"的道理。八月十五吃月饼的习俗对人的身心健康是有益的。

如今，月饼的制作已经远远突破了传统的制作方法，现代的月饼可由莲蓉、椰奶、桂花、五仁、豆沙、冰糖、肉松、黑芝麻、火腿、蛋黄、鲜花、鲜肉、紫薯、枣泥、抹茶等制作，香甜可口，而且外观赏心悦目。

五、重阳节与食菊、吃花糕

农历九月九日是重阳节。重阳节的历史根源可以追溯到战国以前。如爱国诗人屈原的《远游》中就记有"集重阳入帝宫兮"的句子。《易经》中尚有"以阳爻为九"的说法，将"九"定为阳数，两九相重为"重九"，两阳相重，故名"重阳"。因为"九九"与"久久"同音，所以古代人认为这是一个特别值得庆贺的吉利日子。汉代时就很重视"重阳节"，汉室深宫每年此日也有饮菊花酒、吃"蓬饵"、佩茱萸以求长寿的习俗。《齐人月令》中还载有："重阳之日，必以糕酒登高眺远，为时宴之游赏，以畅秋志，酒必采茱萸、甘菊以泛之，既醉而还。"到了宋代也有类似的活动，如《武林旧事》记载，南宋宫廷"于八日作重阳排当，以待翌日隆重游乐一番"。明清以来，这个风俗也一直沿袭不衰。

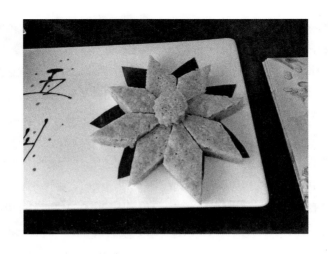

重阳节早在战国时期就已成习俗，每到这一天，人们三五成群，身佩茱萸，联袂登高，饮菊花酒，吃重阳糕，"以畅秋志"。

民间很早就有"九月九日饮菊酒，人共菊花醉重阳"的说法。《西京杂记》也载有："菊花舒时，并采茎叶，杂米酿之，至来年九月九日始熟，就饮焉，故谓之菊花酒。"说明重阳节饮菊花酒的历史也很久远。有关食用菊花的史料记载，可推至战国时期，如屈原在《离骚》中就写道："朝饮木兰之坠露兮，夕餐秋菊之落英。"

菊花在秋天盛开，不仅通体可食用，而且具有很高的药用价值。李时珍《本草纲目》说："春生夏茂，秋花冬实……其苗可蔬，叶可啜，花可饵，根实可药，裹之可枕，酿之可饮，自本至末，罔不有功。"菊花香气浓郁，《神农本草经》（简称《本经》）称"主诸风眩"，《药性本草》称："治头目风热，风旋倒地……令消散利血脉。"《本草求真》解释为："其味辛，故能祛风而明目，其味甘，故能保肺以滋水……服此甘和轻剂以平木制火，养肺滋肾，俾木平则风息，火降则热除，而病无不愈矣。"

菊花性微寒，味甘苦，有清肝胆热、祛风明目的功能。现代研究亦已证实，菊花有扩张冠状动脉、增加冠状动脉血流量的作用，可用来治疗冠心病心绞痛、心肌梗死，而且对高血压病患者的头痛、头晕也有很好的疗效。秋季天气渐冷，是脑梗死、脑出血、冠心病心绞痛、心肌梗死等心脑血管疾病的多发季节，所以秋天食菊既是节日的饮食习俗，同时也是古人在长期饮食生活中防病、治病的经验积累。

现在食菊的方法很多，不单单有菊花酒，尚有菊花茶、菊花粥、菊花糕，还有菊花晶、菊花露等，秋天食菊，尤其在重阳节前后菊花盛开时服用，是有其科学道理的。

重阳节，民间尚有"食蓬饵"的习俗。蓬饵就是用植物叶子和米面制成的重阳花糕。

吃花糕的风俗，远在唐宋时代就已成习。唐代《岁时节物》就记有："九月九日则有茱萸酒、菊花糕。"宋代《东京梦华录》也说："都人重九前一二日，各以粉面蒸糕，更相馈送，上插剪彩小旗，掺钉果实，如石榴子、栗黄、银杏、松子肉之类。"明人沈榜的《宛署杂记》还记有："九日蒸花糕，用面为糕，大如盆，铺枣二三层。"刘侗等人的《帝京景物略》也载："九月九日……面饼种枣栗，其面星星然，曰'花糕'，糕肆标纸彩旗，曰'花糕旗'。"《析津志》中也称："都人以面为糕，馈赠作重阳节。"据史载，唐代女皇武则天就曾命宫女采集百花，和米捣碎，蒸制花糕，赏与众臣。清代宫廷，每逢重阳节也设"花糕宴"。可见重阳节吃花糕的风俗，朝野皆沿成习。

花糕的主要原料是米粉，合以枣、栗子、山楂、白糖及多种蜜饯干果如苹果脯、杏脯、桃脯等制成，不仅味道佳美，而且具有一定的营养价值。李时珍在《本草纲目》还称"九日登高米糕，亦可入药"，并且说糕"甘温，无毒"，有"养脾胃，厚肠，益气和中"的功效。秋天为肺令，肺脏属金，糕既可健脾，又可益肺，也就是中医所说的"培土生金"。秋天多吃些花糕对于养肺气有益，可视为古人借助节日的饮食习俗进行食疗、食补的一种方式，是中医学在饮食文化中的反映。

六、腊八节与喝腊八粥

农历腊月（十二月）初八是我国传统的"腊八节"，通常要喝"腊八粥"。

"腊"，在我国远古时代是一种祭礼。如商代，每年人们要举行春、夏、秋、冬四次大祀，用捕获的禽兽和种植的五谷、蔬菜祭祀祖先和天地神灵，其中尤以冬祀的规模大而隆重，称为"腊祭"。后来，古人将农历十二月称为"腊月"，而举行冬祭的这一天则被称为"腊日"，据西汉司马迁《史记·秦本记》称："惠文君十二年，初腊。"在汉以前，腊日被当作"年节"来欢度，至汉才明确冬至过后的第三个戌日为"腊日"，直到南北朝，才将农历十二月初八固定为"腊八节"。如南朝的梁宗懔《荆楚岁时记》中载有："十二月八日为腊日，谚语：'腊鼓鸣，春草生。'村人并击细腰鼓，戴胡头，及作金刚力士以逐疫。"

据传说，佛教的创始人释迦牟尼也是在十二月初八得道成佛的，因此各寺院都有在腊八这一天用香谷、果实熬粥，供奉佛祖，诵经演法以示纪念的活动。故腊八粥也叫"佛粥"。吴自牧所著的《梦粱录》里有："八日，寺院谓之腊八，大刹等寺俱设五味粥，名曰'腊八粥'。"

历史上的腊八粥当以清雍正年间雍和宫的腊八粥最为知名。据《雍和宫志》记载，腊八盛典分熬粥、供粥、献粥、舍粥四个阶段。从腊月初一开始，总管内务府就开始筹措运集奶油、小米、江米、羊肉丁和五谷杂粮，以及红枣、龙眼、核桃仁、葡萄干、瓜子仁、青丝、红丝等干果。于初七清晨即开始点火熬粥，初八凌晨才能全部熬成。一共熬六锅，第一锅供佛；第二锅献于皇帝和皇室；第三锅给王公大臣和大喇嘛；第四锅给文武百官和封疆大吏；第五锅分给雍和宫的众喇嘛；第六锅加上前五锅剩粥就作为施舍用的腊八粥了。至今雍和宫内还存有当年熬腊八粥的大铜锅，每个直径 2 米，深 1.5 米，重约 8 吨。

清咸丰年间，随着经济的日益衰退，粥也越熬越少，至光绪年间，只熬一锅了。但民间熬食腊八粥的习俗却仍在沿袭，直到现在也不衰。

言粥，当想到北宋大文学家苏东坡的《豆粥诗》："江头千顷雪色芦，茅檐出没晨烟孤。地碓舂粳光如玉，沙瓶煮豆软如酥。我老此身无着处，卖书来向东家住。卧听鸡鸣粥熟时，蓬头曳履君家去。"深刻地表达了苏东坡爱粥、喜食粥的心境。

粥是人们的主食之一，人类食粥的历史已有数千年了。传说黄帝发明"烹谷为粥"。粥吃起来细腻易消化，不仅仅充饥生津，而且有养生健体的作用。李时珍《本草纲目》对各种粥的药理作用进行了比较详尽的介绍，如"小麦粥，止消渴烦热"；"糯米、秫米、黍米粥，味甘温，无毒"，有"益气，治脾胃虚寒，泄痢吐逆"的作用；"粳米、籼米、粟米、粱米粥，气味甘、温、平、无毒"，有"利小便，止烦渴，养脾胃"的功能。李时珍对粥极推崇，认为粥能"畅胃气，生津液……能推陈致新，利膈益胃"，又因其"极柔腻，与肠胃相得"，故李时珍赞粥"最为饮食之良"。

历来在粥的做法上，无不体现着中国人民将药与食结合的宝贵经验。清代营养学家曹燕山撰《粥谱》，其中对腊八粥的健身营养功能讲得非常详尽、清楚。其调理营养，易于吸收，是"食疗"佳品，有和胃、补脾、养心、清肺、益肾、利肝、止渴、明目、通便、安神的作用，这些都已被现代医学所证实。对于老年人说来，腊八粥同样也是有益的美食，但也应注意不宜多喝。其实，何止是腊八，平时喝粥，对老年人也是大有裨益的。粥的

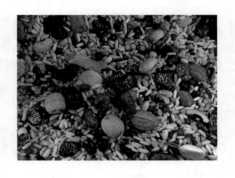

品种也相当多，可因人而异，按需选择，酌情食用。例如薏米能预防高血压，燕麦能降低胆固醇浓度，栗子能补肾益气，黄豆能降低血中胆固醇，大豆对老年人也大有裨益，孕妇更是需要小米粥的养护。

腊八粥作为腊八的习惯饮食，不仅有其典故，而且有其实际的意义。每逢腊七腊八是一年当中气温最低的日子，人的体质也变得较弱，而简单的一

款腊八粥却包含了和胃、补脾、养心、清肺、益肾、利肝、明目、安神、通便等作用，可谓是面面俱到，同时丰富的营养可增强人体免疫力，提高耐寒指数。

腊八粥由多种豆类及五谷杂粮熬制而成，又纳入大枣、莲子、栗子等多种干果，不仅有充饥生津的作用，而且有健脾益肾、祛病延年的效果。《延年秘录》载："食豆令人长肌肤，益颜色，填骨髓，加气力，补虚能食。"李时珍也称"莲子粉粥，健脾胃，止泄痢""栗子粥，补肾气，益腰脚""松子仁粥，润心肺，调大肠""绿豆粥，解热毒，止烦渴""赤小豆粥，利小便，消水肿脚气，辟邪疠"。腊八粥集各种粥的药性特长，而且营养又极其丰富，在严寒的冬季喝一碗热气腾腾、香味扑鼻的腊八粥，在满足了口的味感、美食心理的同时，也达到了提神健脑、畅胃气、益精力的效果。可以说，一碗腊八粥就是一个完美的中药食疗配方，是养生健体的极好药膳。所以李时珍也说："粳、粟、粱米作粥，治病甚多。"

泡腊八蒜也是腊八一个重要的习俗，尤其是华北地区。泡腊八蒜，顾名思义，就是在农历腊月初八的这天来泡制蒜。其实所用材料非常简单，就是醋和大蒜瓣儿。其做法也是极其简单，将剥了皮的蒜瓣儿放到一个可以密封的罐子、瓶子之类的容器里面，然后倒入醋，封上口，放到一个阴凉的地方。慢慢地，泡在醋中的蒜就会变绿，最后会变得通体碧绿，如同翡翠碧玉般。

"腊八豆腐"是安徽黟县的风味特产。每年腊八前后，黟县家家户户都要晒制豆腐。先用上等小黄豆做成豆腐，并切成圆形或方形的块状，然后抹上盐水，在上部中间挖一小洞，放入适量盐水，置冬日温和的太阳下慢慢烤晒，使盐分逐渐吸入，水分也渐晒干，这种自然晒制而成的豆腐就被称作"腊八豆腐"。

有些地方过腊八煮粥，不称"腊八粥"，而叫作煮"五豆"，有的在腊八当天煮，有的在腊月初五就煮了，还要用面捏些"雀儿头"，和米、豆（五种豆子）同煮。据说，腊八人们吃了"雀儿头"，麻雀头痛，来年不危害庄稼。煮的这种"五豆"，除了自食，也赠亲邻。每天吃饭时弄热搭配食用，一直吃到腊月二十三，象征连年有余。

现在，随着人民生活水平的不断提高，腊八粥已从有趣的节令小吃迈入了药膳的行列，成为中医食疗学的一个内容了。从腊八粥也可以看出中国饮食文化和中医学密不可分的关系。

七、二十四节气之饮食

二十四节气是我国劳动人民长期对天文、气象、物候进行观测、探索、总结的结果。世界各国都将一年分为春、夏、秋、冬四个季节，然而睿智的中国人却将一年分为二十四个节气。二十四节气的出现已经很久远了。早在春秋时代，人们就测定出了仲春、仲夏、仲秋和仲冬四个节气。随后经过不断修改和完善，到秦汉年间基本确定为二十四节气。二十四节气不仅能准确地反映物候变化，指导农事生产，同时还与我们的人体息息相关。《素问·四季调神大论》中记载："阴阳四时者，万物之终始也，死生之本也，逆之则灾害生，从之则苛疾不起，是谓得道。"可见，我们只有顺应四时阴阳的变化来安排饮食，才不会给疾病可乘之机，这也是养生的根本。因此，只有顺应了二十四节气变化的规律和特点进行合理饮食，方可达到健康长寿的目的。

二十四节气大致可归为春、夏、秋、冬四个部分，分别为立春、雨水、惊蛰、春分、清明和谷雨；立夏、小满、芒种、夏至、小暑和大暑；立秋、处暑、白露、秋分、寒露和霜降；立冬、小雪、大雪、冬至、小寒和大寒。根据《黄帝内经》提出的"春生夏长，秋收冬藏"及"春夏养阳，秋冬养阴"的养生原则，我们可以以此来指导日常的饮食习惯，从而达到预防疾病，使人健康长寿的效果。

1. 立春

2月3~5日。太阳到达黄经315度时为立春。立春养生要防病保健。注意室内通风，加强身体锻炼。此外，还要注意口鼻保健。

立春是一年中的第一个节气，"立"为开始之意，立春揭开了春天的序幕，表示万物复苏的春季的开始。在饮食调养方面要考虑春季阳气初生，宜食辛甘发散之品，不宜食酸收之味。

立春的饮食药膳应以"升补"为主，可选择首乌肝片。

原料： 何首乌液 20 毫升，鲜猪肝 250 克，水发木耳 25 克，青菜叶少许，绍酒、醋、盐、淀粉、鲜汤、酱油、葱、姜、蒜、油适量。

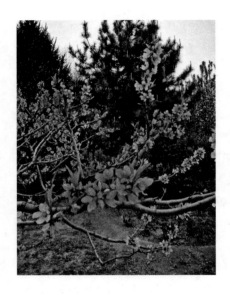

做法：

①何首乌煎汤浓缩，取 20 毫升药液备用；猪肝剔筋洗净切片；葱、姜、蒜洗净，葱、姜切丝，蒜切片，青菜洗净控干。

②将猪肝片放入何首乌汁内浸蘸（取一半何首乌汁），加少许食盐，放适量淀粉搅拌均匀，另把剩余的何首乌汁、酱油、绍酒、醋、湿淀粉和鲜汤兑成滋汁。

③炒锅置大火上烧热入油，待油热放入拌好的猪肝片滑透，用漏勺淋取余油，锅内剩少量油，下入蒜片、姜末略煽出香味，下猪肝、水发木耳，爆炒数分钟，将青菜叶入锅翻炒数次，八成熟时倒入滋汁炒拌均匀，出锅前把葱丝下锅，翻炒几下，起锅即成。

功效： 补肝肾，益精血，乌发明目（何首乌既能保肝，又可降脂、降压；木耳有通利血脉之效，无病常吃也能健身益寿）。

2. 雨水

2 月 18 ～ 20 日。太阳到达黄经 330 度时为雨水。雨水时节，天气变化不定，此时养生要注重养护脾脏，春季养脾的重点首先在于调理肝脏，保持肝气顺畅。

人们常说："立春天渐暖，雨水送肥忙。"可见雨水节气的到来预示着春耕季节的开始，给人以新的希望。杜甫有诗云："好雨知时节，当春乃发生。随风潜入夜，润物细无声。"更是生动地描述了春天是万物萌芽生长的季节。

春季气候转暖，然而又风多物燥，常会出现皮肤、口舌干燥，嘴唇干裂等现象，故应多吃新鲜蔬菜、多汁水果以补充人体水分。由于春季为万物生发之始，阳气发越之季，应少食油腻之物，以免助阳外泄，可选择韭菜、香椿、百合、豌豆苗、茼蒿、荠菜、春笋、山药、藕、芋头、萝卜、荸荠、甘蔗等。

3. 惊蛰

3月5~7日。太阳到达黄经345度时为惊蛰。惊蛰时节，饮食起居应顺应肝的属性。此外，诸如流感、水痘、流行性出血热等在这一节气都易流行暴发，要注意严防。

惊蛰，是"立春"以后天气转暖，春雷初响，惊醒了蛰伏在泥土中冬眠的各种昆虫的时候，此时过冬的虫卵也要开始孵化，由此可见惊蛰是反映自然物候现象的一个节气。此时的人们可多吃新鲜蔬菜及富含蛋白质、维生素的清淡食物。蔬菜有菠菜、水萝卜、苦瓜、芹菜、油菜、山药、春笋、甜椒、洋葱，水果有梨，海鲜有螃蟹；其他为莲子、银耳、芝麻、蜂蜜、鸡蛋、牛奶等。梨性寒，不宜一次食用过多，否则反伤脾胃，脾胃虚寒的人不宜食用生梨。

4. 春分

3月20~22日。太阳到达黄经0度时为春分。此时非感染性疾病中的高血压、月经失调、痔疮及过敏性疾病等较易发，要注意防护。

由于春分节气平分了昼夜、寒暑，人们在保健养生时应注意保持人体的阴阳平衡状态。此时的人们要以调节阴阳为主，这里向大家推荐几款适宜膳食。

（1）白烧鳝鱼

原料： 鳝鱼500克，黄酒、葱白、生姜、食盐、胡椒粉、植物油各适量。

做法： 鳝鱼去骨及内脏，洗净切成寸段备用，锅内倒入植物油，烧至七成热时，放入鳝鱼、葱、姜，略炒后加入黄酒、食盐、少量清水，小火烧至熟透，撒入胡椒粉即成。

功效： 补虚损，止便血。对于产后虚羸、痔疮出血、下痢脓血、脏腑耗损，效果尤好。

注意： 无论以何种方法烹饪鳝鱼，都不可忘记佐以胡椒。

（2）杜仲腰花

原料： 杜仲12克，猪肾250克，葱、姜、蒜、花椒、醋、酱油、绍酒、干淀粉、盐、白砂糖、植物油、味精各适量。

做法：

①杜仲，清水煎浓汁50毫升（加淀粉、绍酒、味精、酱油、盐、白砂糖，兑成芡汁，分成三份备用）；猪腰片去腰臊筋膜，切成腰花，浸入一份芡汁内，葱、姜、蒜洗净切段、片待用。

②炒锅大火烧热，倒入植物油烧至八成热，放入花椒，待香味出来，投入腰花、葱、姜、蒜快速炒散，加入芡汁，继续翻炒几分钟，加入另一份芡汁和醋翻炒均匀，起锅即成。

功效： 壮筋骨，降血压。

药食合用，共奏补肾、健骨、降压之功。无病食之，亦可强健筋骨。

5. 清明

4月4～6日。太阳黄经15度时为清明。清明后雨水增多，自然由阴转阳，这时要注意清泄肝火，以防肝气升发太过或肝火上炎。就中医养生来讲，清明也是一个尤为重要的节气。在这个节气中，因为是高血压的易发期，所以围绕此病讲讲如何养生。

在饮食治疗上，肝肾阴虚证，可选食蜂乳。阴阳两虚证，可取枸杞、核桃肉、黑芝麻各20克水煎，每日1次，与汤同服。情志调节对于本病的预防也尤为重要，在调摄过程中，应当减轻和消除异常情志反应，移情易性，保持心情舒畅，选择动作柔和、动中有静的太极拳作为首选锻炼方式；避免参加带有竞赛性的活动，以免情绪激动；避免做负重性活动，以免引起屏气，导致血压升高等。

6. 谷雨

4月19～21日。太阳到达黄经30度时为谷雨。谷雨节气后降雨增多，空气中的湿度逐渐加大，此时我们在调摄养生中不可脱离自然环境变化的轨迹。

谷雨节气的膳食调养应体现天人相应、食药一体的营养观，尤其对患有上述病症的人在选择食疗时不可错用食谱。常用药膳——参蒸鳝段。

原料： 鳝鱼1000克，党参5克，茯苓10克，熟火腿150克，食盐、绍酒、胡椒粉、生姜、大葱、味精各适量，清鸡汤500克。

做法：

①党参、当归洗净浸润后切片备用；鳝鱼剖后除去内脏，清水洗净，再用开水稍烫一下捞出，刮去黏液，剁去头尾，再把肉剁成6厘米长的段；熟火腿切成大片，姜、葱洗净切片、段备用。

②锅内入清水，下入一半的姜、葱、绍酒烧沸后，把鳝鱼段倒入锅内烫一下捞出，装入汤钵内，将火腿、党参、茯苓放于面上，加入葱、姜、绍酒、胡椒粉、食盐，再灌入鸡汤，用绵纸湿浸封口，上蒸笼蒸约1小时至蒸熟为止，取出启封，挑出姜、葱，加入味精，调味即成。

功效： 补气健脾，渗湿利水。

7. 立夏

5月5～7日。太阳到达黄经45度时为立夏。立夏以后的饮食原则是"春夏养阳"，而养阳重在"养心"。此时胃病较易发，要注意防范。

立夏节气常常衣单被薄，即使体健之人也要谨防外感，一旦患病，不可轻易运用发汗之剂，以免汗多伤人心阴、心阳。常用药膳——桂圆粥。

原料： 龙眼（桂圆）25 克，粳米 100 克，白糖少许。

做法： 将桂圆同粳米共入锅中，加适量的水，熬煮成粥，调入白糖即成。

功效： 补益心脾，养血安神。尤其适用于劳伤心脾，思虑过度，身体瘦弱，健忘失虑，月经不调等症。

注意： 喝桂圆粥忌饮酒、浓茶、咖啡等物。

8. 小满

5 月 20～22 日。太阳到达黄经 60 度时为小满。此时人的生理活动处于一年当中最活跃的时期，故消耗的营养较多，需要及时进补。

小满节气正值五月下旬，气温明显增高，如若贪凉卧睡，很容易引发风湿症、湿性皮肤病等疾病。在小满节气的养生中，我们要特别提出"未病先防"的养生观点。就是在未病之前，做好各种预防工作，以防止疾病的发生。

饮食调养上对各种类似的皮肤病人，均宜以清爽清淡的素食为主，常吃具有清利湿热作用的食物，如赤小豆、薏苡仁、绿豆、冬瓜、丝瓜、黄瓜、黄花菜、水芹、荸荠、黑木耳、藕、胡萝卜、西红柿、西瓜、山药、蛇肉、鲫鱼、草鱼、鸭肉等；忌食高粱厚味、甘肥滋腻、生湿助湿的食物，如动物脂肪；酸涩辛辣、性属温热助火之品及油煎熏烤之物，如生葱、生蒜、生姜、芥末、胡椒、辣椒、茴香、桂皮、韭菜、茄子、蘑菇、海鱼、虾、蟹等；各种发物，如牛肉、羊肉、狗肉、鹅肉等。

9. 芒种

6 月 5～7 日。太阳到达黄经 75 度时为芒种。此时雨多且潮湿，天气闷热异常，极易伤脾胃。另外，由于经常生吃食物，痢疾高发，要注意防范。

饮食上宜以清补为原则。此时要多食蔬菜、豆类、水果，适当补充钾元素，粮食以荞麦、玉米、红薯、大豆等含钾元素较高的食品为主，水果为香蕉，蔬菜为菠菜、香菜、卷心菜、油菜、芹菜、大葱、青蒜、土豆、莴苣、山药等。

10. 夏至

6月21～22日。太阳到达黄经90度为夏至日。由于夏季出汗多，体内易丢失水分，脾胃消化功能也较差，所以常进稀食是夏季饮食养生的重要方法之一。

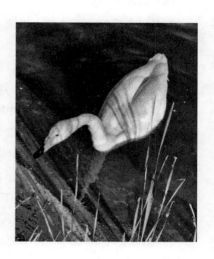

夏季气候炎热，人的消化功能相对较弱，因此，饮食宜清淡不宜肥甘厚味，要多食杂粮以寒其体，不可过食热性食物，以免助热；冷食瓜果当适可而止，不可过食，以免损伤脾胃；厚味肥腻之品宜少勿多，以免化热生风，激发疔疮之疾。这里向大家推荐几款适宜膳食。

（1）荷叶茯苓粥

原料：荷叶1张（鲜、干均可），茯苓50克，粳米或小米100克，白糖适量。

做法：先将荷叶煎汤去渣，把茯苓、洗净的粳米或小米加入药汤中，同煮为粥，出锅前将白糖入锅。

功效：清热解暑，宁心安神，止泻止痢（对心血管疾病、神经衰弱者亦有疗效）。

（2）凉拌莴笋

原料：鲜莴笋350克，葱、香油、味精、盐、白糖各适量。

做法：莴笋洗净去皮，切成长条小块，盛入盘内加精盐搅拌，腌1小时，滗去水分，加入味精、白糖拌匀。将葱切成葱花撒在莴笋上，锅烧热放入香油，待油热时浇在葱花上，搅拌均匀即可。

功效：利五脏，通经脉。

（3）**奶油冬瓜球**

原料：冬瓜 500 克，炼乳 20 克，熟火腿 10 克，精盐、鲜汤、香油、水淀粉、味精各适量。

做法：冬瓜去皮，洗净削成见圆小球，入沸水略煮后，倒入冷水使之冷却。将冬瓜球排放在大碗内，加盐、味精、鲜汤，上笼用武火蒸 30 分钟取出。把冬瓜球复入盆中，汤倒入锅中加炼乳煮沸后，用水淀粉勾芡，冬瓜球入锅内，淋上香油搅拌均匀，最后撒上火腿末出锅即成。

功效：清热解毒，生津除烦，补虚损，益脾胃。

11. 小暑

7 月 6 ～ 8 日。太阳到达黄经 105 度时为小暑。此时刚进入伏天，"伏"是伏藏的意思，所以人们应当减少外出以避暑气。

时当小暑之季，气候炎热，人易感心烦不安，疲倦乏力，在自我养护和锻炼时，我们应按五脏主时，夏季为心所主而顾护心阳，平心静气，确保心脏功能的旺盛，以符合"春夏养阳"之原则。夏季又是消化道疾病多发季节，在饮食调养上要改变饮食不节、饮食不洁、饮食偏嗜的不良习惯。现推荐几例适宜小暑节气的食谱。

（1）**炒绿豆芽**

原料：新鲜绿豆芽 500 克，花椒少许，植物油、白醋、食盐、味精适量。

做法：豆芽洗净、淋干。油锅烧热，花椒入锅，烹出香味，将豆芽下锅爆炒几下，倒入白醋继续翻炒数分钟，起锅时放入食盐、味精，装盘即可。

功效：清热解毒，疗疮疡。

（2）**素炒豆皮**

原料：豆皮 2 张，植物油、食盐、葱、味精各适量。

做法：豆皮切丝，葱洗净切丝。油锅烧至 6 成热，葱丝下锅，烹出香味，将豆皮丝入锅翻炒，随后加食盐，炒数分钟后，加味精，淋上香油搅匀起锅。

功效： 补虚，止汗。适合多汗、自汗、盗汗者食用。

（3）素烩面筋

原料： 水面筋 500 克，葱、姜、食盐、淀粉、植物油、味精各适量。

做法： 水面筋切薄片，葱、姜洗净切丝备用。油锅烧热，将水面筋入锅，煸炒至焦黄，加葱、姜煸炒数分钟，兑水一碗，加食盐，待面筋熟透后，放入味精，再用淀粉勾芡，汤汁明透即可。

功效： 解热、除烦、止渴。

12. 大暑

7 月 22～24 日。太阳到达黄经 120 度时为大暑。此时的人体容易被暑、湿等邪气所侵扰，故要重点防治中暑。饮食上要多吃防暑和健脾的食物。

大暑，是一年中最热的节气。其气候特征是："斗指丙为大暑，斯时天气甚烈于小暑，故名曰大暑。"夏季气候炎热，酷暑多雨，暑湿之气容易乘虚而入且暑气逼人，心气易于亏耗，尤其老人、儿童、体虚气弱者往往难以将养，而导致疰夏、中暑等病。如果出现全身明显乏力、头昏、心悸、胸闷、注意力不集中、大量出汗、四肢麻木、口渴、恶心等症状时，多为中暑先兆。一旦出现上述症状，应立即将患者移至通风处休息，给其喝些淡盐开水或绿豆汤、西瓜汁、酸梅汤等。

下面介绍两种适合大暑节气的佳肴。

（1）绿豆南瓜汤

原料： 绿豆 50 克，老南瓜 500 克，食盐少许。

做法： 绿豆清水洗净，趁水气未干时加入食盐少许（3 克左右）搅拌均匀，腌制几分钟后，用清水冲洗干净。南瓜去皮、瓤用清水洗净，切成 2 厘米见方的块待用。锅内加水 500 毫升，烧开后，先下绿豆煮沸 2 分钟，淋入少许凉水，再煮沸，将南瓜入锅，盖上锅盖，用文火煮沸约 30 分钟，至绿豆开花，加入少许食盐调味即可。

功效： 绿豆甘凉，清暑、解毒、利尿；配以南瓜生津益气，是夏季防暑最佳膳食。

（2）苦瓜菊花粥

原料：苦瓜 100 克，菊花 50 克，粳米 60 克，冰糖 100 克。

做法：将苦瓜洗净去瓤，切成小块备用。粳米洗净，菊花漂洗，二者同入锅中，倒入适量的清水，置于武火上煮，待水煮沸后，将苦瓜、冰糖放入锅中，改用文火继续煮至米开花时即可。

功效：清利暑热，止痢解毒。适用于中暑烦渴、痢疾等症。

注意：喝此粥时，忌食一切温燥、麻辣、厚腻之物。

13. 立秋

8 月 7~9 日。太阳到达黄经 135 度时为立秋，视此为秋天的开始。立秋会带来"秋燥"的相关疾病，应多吃些润肺的食物。

秋季时节，可适当食用芝麻、糯米、粳米、蜂蜜、枇杷、菠萝、乳品等柔润食物，以益胃生津。中医讲土可以生金，脾胃属土，肺属金，通过补益脾胃的津液，来达到补肺的效果。下面介绍两种适合立秋的食谱。

（1）生地粥

原料：生地黄 25 克，大米 75 克，白糖少许。

做法：生地黄（鲜品洗净细切后，用适量清水在火上煮沸约 30 分钟后，滗出药汁，再复煎煮一次，两次药液合并后浓缩至 100 毫升，备用。将大米洗净煮成白粥，趁热加入生地汁，搅匀食用时加入适量白糖调味即可。

功效：滋阴益胃，凉血生津。本方还可作为肺结核、糖尿病患者之膳食。

（2）黄精煨肘

原料：黄精 9 克，党参 9 克，大枣 5 枚，猪肘 750 克，生姜 15 克，葱适量。

做法：

①黄精切薄片，党参切短节，装纱布袋内，扎口；大枣洗净待用；猪肘

刮洗干净，入沸水锅内焯去血水，捞出待用；姜、葱洗净拍破待用。

②以上食物同放入砂锅中，注入适量清水，置武火上烧沸，撇尽浮沫，改文火继续煨至汁浓肘黏，去除药包，肘、汤、大枣同时装入碗内即成。

功效：补脾润肺。对脾胃虚弱、饮食不振、肺虚咳嗽、病后体弱者由为适宜。

14. 处暑

8月22～24日。太阴到达黄经150度时为处暑。此时气候变数较大，雨前气湿偏热，雨后气温偏凉，易引发风寒或风热感冒。

处暑节气宜食清热安神之品，如银耳、百合、莲子、蜂蜜、黄鱼、干贝、海带、海蜇、芹菜、菠菜、糯米、芝麻、豆类及奶类。

15. 白露

9月7～9日。太阴到达黄经165度时为白露，白露是天气转凉的标志。此时要避免鼻腔疾病、哮喘病和支气管病的发生。

下边是几则药膳、食疗方。

（1）莲子百合煲

原料：莲子、百合各30克，精瘦肉200克。

做法：莲子、百合清水浸泡30分钟，精瘦肉洗净，置于凉水锅中烧开（用水焯一下）捞出。锅内重新放入清水，将莲子、百合、精瘦肉一同入锅，加水煲熟（可适当放些精盐、味精调味）。

功效：清润肺燥，止咳消炎。适用于慢性支气管炎患者。

（2）柚子鸡

原料：柚子（越冬最佳）1个，公鸡1只，精盐适量。

做法：公鸡去毛、内脏洗净，柚子去皮留肉。将柚子放入鸡腹内，再放入气锅中，上锅蒸熟，出锅时加入精盐调味即可。

功效：补肺益气，化痰止咳。

16. 秋分

9月22～24日。太阳到达黄经180度时为秋分。此时要特别注重保养内守之阴气，起居、饮食、精神、运动等方面调摄皆不能离开"养收"这一原则。

秋分节气已经真正进入到秋季，作为昼夜时间相等的节气，人们在养生中也应本着阴阳平衡的规律，使机体保持"阴平阳秘"的原则，按照《素问·至真要大论》所说："谨察阴阳所在而调之，以平为期。"阴阳所在不可出现偏颇。所以在饮食方面也要遵循着这一原则，根据不同的体质来选择不同的食物。

17. 寒露

10月8~9日。太阳到达黄经195度时为寒露。此时养生的重点是养阴防燥、润肺益胃，同时要注意避免剧烈运动、过度劳累等，以免耗散精气津液。

随着寒露的到来，气候由热转寒，万物随寒气增长，逐渐萧落，这是热与冷交替的季节。在自然界中，阴阳之气开始转变，阳气渐退，阴气渐生，我们人体的生理活动也要适应自然界的变化，以确保体内的生理（阴阳）平衡。

自古秋为金秋也，肺在五行中属金，故肺气与金秋之气相应，"金秋之时，燥气当令"，此时燥邪之气易侵犯人体而耗伤肺之阴精，如果调养不当，人体会出现咽干、鼻燥、皮肤干燥等一系列的秋燥症状。所以暮秋时节的饮食调养应以滋阴润燥（肺）为宜。古人云："秋之燥，宜食麻以润燥。"此时，应多食用芝麻、糯米、粳米、蜂蜜、乳制品等柔润食物。少食辛辣之品，如辣椒、生姜、葱、蒜类，因过食辛辣易伤人体阴精。

18. 霜降

10月23~24日。太阳到达黄经210度时为霜降。霜降表示天气更冷了。此时易犯咳嗽，慢性支气管炎也容易复发或加重。

适宜的食品有洋葱、芥菜（雪里蕻）、山药、萝卜、紫菜、银耳、猪肉、牛肉、梨、苹果、橄榄、白果、栗子、花生等。

19. 立冬

11月7～8日。太阳到达黄经225度时为立冬。民间把立冬作为冬天的开始。此时饮食应以增加热量为主，起居养生重点为防"寒"。

立冬是一个十分重要的节气，又是人们进补的最佳时期。中医学认为，立冬这一节气的到来是阳气潜藏，阴气盛极，草木凋零，蛰虫伏藏，万物活动趋向休止，以冬眠状态养精蓄锐，可为来春生机勃发作准备。

下面为大家介绍几款食疗方。

（1）黑芝麻粥

原料：黑芝麻25克，粳米50克。

做法：黑芝麻炒熟，研末备用，粳米洗净，与黑芝麻入锅同煮，旺火煮沸后，改用文火煮至成粥。

功效：补益肝肾，滋养五脏。

注：本方更适于中老年体质虚弱者选用，并有预防早衰之功效。

（2）虫草蒸老鸭

原料：冬虫夏草5枚，老雄鸭1只，黄酒、生姜、葱白、食盐各适量。

做法：老鸭去毛、内脏，冲洗干净，放入水锅中煮开至水中起沫捞出，将鸭头顺颈劈开，放入冬虫夏草，用线扎好，放入大钵中，加黄酒、生姜、葱白、食盐、清水适量，再将大钵放入锅中，隔水蒸约2小时，鸭熟即可。（也可用气锅蒸）

功效：补虚益精，滋阴助阳。

本方以虫草为主，助肾阳，益精血；以老鸭为辅，滋阴补虚。方中一偏于补阳，一偏于补阴，两者合用，共成补虚益精、滋阴助阳之药膳。

注：外感未清者不宜食用。

20. 小雪

11月22～23日。太阳到达黄经240度时为小雪。此节气前后，天气阴暗，容易导致抑郁症形成或复发，因此，要选择性地吃一些有助于调节心情的食物。如香蕉、荸荠、玫瑰花、合欢花、百合等。

21. 大雪

12月6～8日。太阳到达黄经255度时为大雪。本时节宜温补助阳、补肾壮骨、养阴益精。同时此时也是食补的好时候，但切忌盲目乱补。

从中医养生学的角度看，大雪已到了"进补"的大好时节。这里所说的进补并非狭隘地吃一些营养性的食物，而是以适度的养生方式来进补，否则会适得其反。

以下为大家提供几种适宜的营养食谱。

（1）枸杞肉丝

原料： 枸杞子20克，瘦肉100克，青笋20克，油、盐、砂糖、味精、绍酒、麻油、干淀粉、酱油适量。

做法： 枸杞子洗净待用。瘦肉、青笋洗净切丝，拌入少量淀粉。炒锅烧热，用油滑锅，再加入适量的油，将肉丝、笋丝同时下锅翻炒，烹入绍酒，加入砂糖、酱油、食盐、味精搅匀，放入枸杞子翻炒致熟，干淀粉兑汁勾芡，淋上麻油即可起锅。

功效： 滋阴补血，滋肝补肾。

这是药食合用、阴血双补、明目健身的药膳方。对于体虚乏力、贫血、神衰、性功能低下、糖尿病患者均有强身益寿之效。

（2）火腿烧海参

原料： 水发海参200克，火腿50克，素油、黄酒、湿淀粉、白糖、生姜、葱白、酱油、食盐各适量。

做法： 海参洗净，切成条块，放入滚水中略烫后捞出备用。火腿切片备用。炒锅烧热放油之后，入葱姜略炒，再放入海参、火腿翻炒至六七成熟，倒入黄酒、酱油、白糖、清水，小火煨烤，烧至汤汁浓稠时，湿淀粉勾芡即完成。

功效： 补血益精，养血充髓。最适宜精血亏虚，产后虚羸，阳痿遗精，虚弱劳怯，久病体虚，衰老瘦弱者。

（3）蒜泥茼蒿

原料： 大蒜3瓣，茼蒿250克，味精、食盐、香油适量。

做法： 茼蒿洗净，切一寸长段，大蒜捣烂为泥备用。锅内放入清水煮开，茼蒿下锅开水焯3分钟捞出，将蒜泥、味精、食盐、香油同时放入，搅拌均匀，盛盘即可。

功效： 开胃健脾，降压补脑。

22. 冬至

12月21～23日。太阳到达黄经270度时为冬至。此时节对高血压、动脉硬化、冠心病患者来说，要特别提高警惕，谨防发作。

冬至是个非常重要的节气，也是一个很重要的节日。外界天气寒冷，为了抵御严寒，在饮食方面可以选择一些高热量的食物，如羊肉、牛肉。特别在严寒的北方，人们更要注意，但不可一味地补充热量。根据中医阴阳互根互用、阴生阳长的原则，在补阳的食物里面添加一些滋阴的药物，效果会更佳，如熟地当归羊肉汤。

原料： 羊肉500克，当归1片，生姜2片，萝卜1个，味精、食盐适量。

做法：

①将羊肉洗净后切成小块，然后用开水焯一下，去掉血沫。将其余材料洗干净备用。

②将所有材料放入煲内，加清水，用文火煲3小时即可。

功效： 补气养血，温中暖肾，适用于妇女产后气血虚弱、阳虚失温所致的腹痛。同时，此汤还可以治疗血虚乳少、恶露不止等。

23. 小寒

1月5～7日。太阳到达黄经285度时为小寒。小寒节气正处于"三九"，是一年当中气候最冷的时段。此时人们应注意"养肾防寒"。

说到进补，自古就有"三九补一冬，来年无病痛"的说法。人们经过了春、夏、秋近一年的消耗，脏腑的阴阳气血会有所偏衰，合理进补既可及时补充气血津液，抵御严寒侵袭，又能使来年少生疾病，从而达到事半功倍之养生目的。在冬令进补时应食补、药补相结合，以温补为宜。

常用补药有人参、黄芪、阿胶、冬虫夏草、何首乌、枸杞、当归等；食补要根据阴阳气血的偏盛偏衰，结合食物之性来选择羊肉、狗肉、猪肉、鸡肉、鸭肉、鳝鱼、甲鱼、鲅鱼和海虾等，其他食物如核桃仁、大枣、龙眼肉、芝麻、山药、莲子、百合、栗子等。

24. 大寒

1月20～21日。太阳到达黄经300度时为大寒。大寒期间是感冒等呼吸道传染性疾病高发期，所以应注意防寒。

"大寒"是一年中的最后一个节气，在气象记录中虽不像大雪到冬至、小寒期间那样酷冷，但仍处于寒冷时期。饮食上可适当多吃一些温散风寒的食物以防风寒邪气的侵袭。饮食方面应遵守保阴潜阳的原则，宜减咸增苦，宜热食，但燥热之物不可过食；食物的味道可适当浓一些，但要有一定量的脂类，保持一定的热量。宜食用的食材同"小寒"。适当增加生姜、大葱、辣椒、花椒、桂皮等作料。

第五章 — 食品文化与中医学

在世界食物史上，华夏民族最早发现、开拓、栽培了谷子、大麦、稻、大豆、茶和许多蔬菜及水果。《素问·脏气法时论》中记载："五谷为养，五果为助，五畜为益，五菜为充。"短短十六个字就精确地道出五谷，即人类的主食，是我们赖以生存的根本，而水果甚至蔬菜和肉类等也仅仅是辅助、补益和补充五谷所不及的营养。也就是说，人类每餐当中可以没有水果、肉类食品，也可以没有蔬菜，但是谷物必须摄取，以满足人体最基本的需求。古人曰"医食同源"，孕育中华民族的黄土地，无论从民间的食疗珍诀，还是荟萃于华夏的饮食文化，都可以看出它们与中医学互相交融的情形。中华民族不仅为人类的健康提供物质保证做出了卓越的贡献，而且为人类创造了辉煌的饮食文化。

在食品文化中，五谷、五果、五畜、五菜分别所指什么，其性味及指导临床的疾病治疗又是什么，这些在《黄帝内经》中就有详细的记载。比如《灵枢·五味》载："黄帝曰：谷之五味，可得闻乎？伯高曰：请尽言之。五谷：秔米甘，麻酸，大豆咸，麦苦，黄黍辛。五果：枣甘，李酸，栗咸，杏苦，桃辛。五畜：牛甘，犬酸，猪咸，羊苦，鸡辛。五菜：葵甘，韭酸，藿咸，薤苦，葱辛。五色：黄色宜甘，青色宜酸，黑色宜咸，赤色宜苦，白色宜辛。凡此五者，各有所宜。五宜所言五色者，脾病者，宜食秔米饭、牛肉、枣、葵；心病者，宜食麦、羊肉、杏、薤；肾病者，宜食大豆黄卷、猪肉、栗、藿；肝病者，宜食麻、犬肉、李、韭；肺病者，宜食黄黍、鸡肉、桃、葱。"

下面对五谷、五果、五畜及五菜分别进行详细的论述。

一、五谷与中医学

"五谷"的记载，最早见于《论语·微子》："子路曰：子见夫子乎？丈人曰：四体不勤，五谷不分，孰为夫子乎？"可见"五谷"一词自春秋至今，已有 2700 余年历史了。

古代文献资料中有很多关于"五谷"一词的记载，且五种谷物，所指不一。如《大戴礼记·曾子天园》有"圣人立五礼，成五谷之名"之说。《孟子·滕文公》载"树艺五谷，五谷熟而民人育"。赵歧注："五谷谓稻、黍、稷、麦、菽也。"《楚辞·大招》："五谷六仞。"王逸注："五谷，稻、稷、麦、豆、麻也。"其中也不乏医学文献，说明"五谷"一诞生则和医学息息相关，如《周礼·天官》说"以五味、五谷、五药养其病"，郑玄注："五谷，麻、黍、稷、麦、豆也。"《素问·脏气法时论》也说"五谷为养"，王冰注："谓粳米、小豆、麦、大豆、黄黍也。"《苏悉地羯囉经》卷中："五谷谓大麦、小麦、稻谷、大豆、胡麻。"后以五谷为谷物的通称，不一定限于五种。《周礼·天官》和《素问·脏气法时论》所载内容都言明了"五谷"和人体健康的关系，也是医食同源的反映。

在历代文献中，关于粮食种类尚有"六谷""八谷""九谷"甚至"百谷"的说法，但是在我国盛行的说法还是"五谷"一名，最具有代表性的如"五谷丰登"。在实际生活中，"五谷"一般泛指谷类、豆类粮食作物、油料或蔬菜种子等。

1. 黍、稷

汉·许慎《说文解字》谓"五谷之长"。在《诗经》里，黍、稷也是被歌颂最多的。《诗经·魏风》载"硕鼠硕鼠，无食我黍"，《诗经·周颂》载"丰年多黍"，《诗经·王风》载"彼黍离离，彼稷之苗"，说明黍在我国不仅起源很早，而且在粮食作物中位置亦尊。在考古学中，以山西万泉县荆村

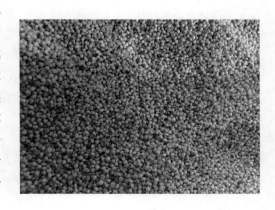

出土的栽培黍为最古，约在新石器时代。用黍加工成的食品在我国主要有以下几种：用蒸炊法做黍饭，用熬煮法做黍粥，用黍粉做糕点，用黍做饴糖和包粽子。《本草纲目》说："黍乃稷之黏者，亦有赤、白、黄、黑数种""以菰叶裹成粽食，谓之角黍。"言明了黍的种类和饮食方法。黍在《名医别录》中被列为中品，认为其味甘性温，主要的功能是益气、补中，还说赤黍可治"咳逆上气，霍乱，止泄利，除热，止烦渴"。以上说明，黍作为食品起源很早，作为药物其历史也很古远。

《本草纲目》谓："稷与黍，一类二种也，黏者为黍，不黏者为稷。"又说："稷可做饭，黍可酿酒。"言明了二者不同之处。在实际生活中，我国北方人称稷为"谷子"，去谷壳后则称为"小米"。稷原产于我国，栽培有史记载起源亦很古。至唐朝，苏敬的《新修本草》出现了"稷乃穄之异名也"的记载，李时珍《本草纲目》也说"南人承北音，呼稷为穄"，而《吕氏春秋·本味》称"饭之美者，有阳山之穄"，说明早在秦汉以前，稷已不仅是人们饭桌上的主要食品，而且还能分辨出稷的优质产区。稷在人们生活中具有重要作用，东汉·班固《白虎通》中有："社稷，王者所以有社稷者何……稷，五谷之长，故立稷而祭之也。"李时珍《本草纲目》也说："稷熟最早，作饭疏爽香美，为五谷之长而属，故祠谷神者以稷配祀。"后世也以社稷为国家的代称，更加说明了稷在我国人民心目中的重要性。

稷可以做饭、做粥、酿酒，也可以磨粉制成糕点。稷的药理作用也被历代医家重视，在《名医别录》中被列为下品，认为其"气味甘寒无毒"，有"益气、补不足"的功效。作为药物，《日华子本草》认为稷可"安中利胃，益脾"。现代则认为稷甘、咸、凉，陈者苦寒，入脾、肾二经，主要功能为和中健脾、除热，可治脾胃虚热、反胃呕吐、止泻利，又能益气补虚损，肾气不足者宜食之。其粥具有淡渗下行之力，可利尿消肿。总之，稷乃脾之谷也，脾病者宜食之。

2. 稻

李时珍《本草纲目》说："稻秫者，粳、糯之通称。"说明稻是多类型作物的总称。在我国，最主要的有籼稻、粳稻、黏糯稻等。稻，俗名水稻，谷去壳后，米称稻米。稻原产于我国。大量的考古资料提示，稻是起源于我国江南的。浙江余姚河姆渡发现了距今 7000 年前的籼稻，江苏吴县草鞋山发现了距今 6000 年前的籼稻和粳稻，在河南郑州大河村、广东马坝石峡和台湾等地先后发现了距今 4000～5000 年的籼、粳稻等。

稻米在我国人民饮食谱中占重要地位，自古以来是江南人民最重要的粮食。稻米除作炊饭外，还可以酿酒、熬粥、制醋、做糕点和小食，在年节食俗中还多用于做糯米炸糕、花糕或包粽子。

稻米的药用功效很广。李时珍《本草纲目》认为稻米有"暖脾胃，止虚寒泄痢，缩小便，收自汗"的功能。《名医别录》认为稻米"气味苦、温、无毒，作饭温中……大便坚"。《食性本草》则认为其"能行营卫中血积"。药王孙思邈谓其能"益气止泄"。《本草拾遗》谓其"主消渴"。足见稻米是粮药兼备之品。

粳米，《名医别录》认为"味甘苦平……主益气，止烦渴"。李时珍认为"北粳凉，南粳温，赤粳热，白粳凉，晚白粳寒，新粳热，陈粳凉"。综观历代本草记载，其主要功能为"温中，和胃气，长肌肉"（《蜀本草》），"补中，壮筋骨，益肠胃"（《日华子诸家本草》），"通血脉，和五脏，好颜色"（《本草纲目》）。汉代大医学家张仲景对粳米的药用价值也非常重视，治热病津伤烦渴者喜用粳米，著名方剂如用于阳明壮热的白虎汤，壮热大汗伤阴的白虎加人参汤，以及伤寒解后虚羸少气的竹叶石膏汤等，都用本品以调和中焦。稼穑作甘，庶大寒大苦之品，无伤脾胃之虑，这是巧加粳米以安和肠胃的经典之作。现代归纳为：粳米甘、平，入脾、胃经。功能一可补中益气、健脾益胃，各种虚弱证皆宜煮食之；二可除烦渴，热病津伤烦渴者宜用粥或米汤食之。

籼米，《本草纲目》载："籼亦粳属之先熟而鲜明者，故谓之籼""甘温、无毒。"主"温中益气，养胃和脾，除湿止泻"。但本品较粳米为硬，患者食用仍以粳米为好。

糯米，《本草纲目》谓"其性黏软，故谓之糯"，又说"糯稻，南方水田多种之，其性黏，可以酿酒，可以为粢，可以蒸糕，可以熬汤，可以炒食"，介绍了糯米的产地、性质及食用方法。现代归纳其主要功能为：补中益气，暖脾胃，止泻利，止溲多、自汗，发痘疹。但本品性黏滞，虽味甘性温也难以消化，脾胃虚弱者不宜多食，以免黏滞，难于消化而伤胃。

稻谷一身全是宝。除了稻米含有丰富的营养，用于日常食用外，发芽的稻谷，中医学称之为"谷芽"，古人也注意到其有益的药理作用。谷芽甘平，《本草纲目》说谷芽"扶脾开胃，下气和中，消食化积"，主要用途为健脾、开胃、下气、消食、和中，常用于治疗衰弱患者的食欲减退、消化不良等症。谷芽的药理特点是消食力缓和，养胃能力较强。稻谷中含有丰富的 B 族维生素，还可用于治疗脚气病。服谷皮粥防治脚气病是唐代名医孙思邈首先提出的，比欧洲人 1642 年第一次论述脚气病要早 1000 多年。

除稻米外，淘米水（又称米泔）及糯稻根、糯稻花、稻秆等都有药用价值，《本草纲目》中均有记载。如米泔气味"甘、凉、无毒"，主"益气，止烦渴霍乱、解毒"；糯稻花可以"乌须"；稻秆可治"黄病如金色"，近代则用来预防和治疗传染性肝炎。至于糯稻根，其明确的止汗作用已为众人皆知。

3. 麦

主要有小麦、大麦、燕麦、黑麦和荞麦。

小麦是世界上最重要的粮食作物之一。据考古学发现，我国栽培小麦的历史古远。如在云南省剑川县海门口发掘到的新石器晚期的麦穗，在安徽省西北角的亳县钓鱼台新石器遗址中发现的小表，都说明中国是栽培小麦最早的国家之一。在距今大约 3000 年前的甲骨文中，已经有表示小麦的文字"麦"和"米"。在我国最早的诗集《诗经》中有许多歌颂小麦的诗句。如《诗经·王风·丘中有麻》："丘中有麦……将其来食。"《诗经·魏风·硕鼠》："硕鼠硕鼠，无食我麦。"

在我国，南方人爱吃大米，北方人喜食面食。小麦是我国北方人的主要粮食之一。小麦在中国人食谱中的地位，古人深为重视，如北宋的苏颂在

《图经本草》中说："凡麦，秋种冬长，春秀夏实，具四时中和之气，故为五谷之贵。"小麦的吃法，主要是磨面加工成各种食物，可蒸、可煮、可油炸、可烙烤。蒸制的面食有各种馒头、包子、花卷、发糕、蒸饼等。煮制的面食有各种面条、水饺和馄饨。烙烤的面食有各种火烧和烧饼、面包、大饼等。油炸的面食花样品种也很多，有油饼、油条、麻花、炸糕、糖饼、排岔、薄脆等。

在长期的饮食生活中，我国人民也发现了小麦的药理作用，早在2000多年前的《黄帝内经》就有记载，如《灵枢·五味》指出"麦苦"，"心病者宜食麦"。汉代医圣张仲景也非常推崇此观点，在"妇人脏躁"病中主张用小麦配合大枣和甘草治之，这就是著名的"甘麦大枣汤"。此处方三味药中有两味是日常习用食品，而甘草既是药品又是调味品，这是以食物治疗疾病的思维体现。可见古代饮食文化对张仲景这样的大医学家的影响也是极深的。南朝的陶弘景在《名医别录》中总结前人经验，归纳小麦的功能为："主除热，止燥渴，咽干，利小便，养肝气，止漏血唾血。"现代认为小麦的功能主要为：益肾养心安神，可治心烦不宁、失眠、脏躁；除热止渴，疗津亏口渴；调肠胃，生食利大肠，炒面或以焦的馍食主止泻。和古代的认识基本相似。

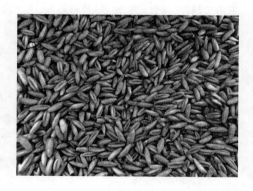

小麦的其他部位也多具药用价值，如浮小麦，李时珍谓"水淘浮起者"有"益气除热，止自汗盗汗、骨蒸虚热、妇人劳热"的功效。现代中医主要用于止汗，有生津液、养心气的作用。

小麦磨成粉不仅是饮食的主要加工形式，而且也具有很多的药用价值。陈藏器《本草拾遗》认为可"补虚，久食实人肤体，厚肠胃，强气力"。《日华子诸家本草》谓可"养气，补不足，助五脏"。可见面粉食、养的双重作用。李时珍认为小麦的产地不同，其性质也有不同，如"北面性温，食之不渴；南面性热，食之烦渴；西边面性凉，皆地气使然也"。李鹏飞《三元延寿书》则认为"北多霜雪，故面无毒；南方雪少，故面有毒"。顾元庆在《檐曝偶谈》中则说"江南麦花夜发，故发病；江北麦花昼发，故宜人"，以麦花白天开或夜里开解释麦面宜人否，并且提出"鱼稻宜江南，羊面宜京洛"的看法。

麦麸，李时珍谓"麸乃麦皮也，与浮麦同性，而止汗之功次于浮麦"，"醋蒸，熨手足"可治"风湿痹痛，寒湿脚气"。现代内服也用以治脚气水肿。

面筋，是小麦粉以水洗而得者。李时珍说"今为素食要物，煮食甚良"，具有"解热和中"的功能，"劳热人宜煮食之"，也是食养的佳品。

麦奴，是麦穗将熟时，上有黑霉者，也可作药用。《本草拾遗》认为其主治"热烦，天行热毒，解丹石毒"。李时珍也有同样看法，"治阳毒温毒，热极发狂大渴，及温疟"，是清热解毒之品。

大麦也是世界上最古老的栽培作物之一。我国栽培大麦的历史也很古远。在殷商时期的甲骨文中，就有"大麦"的文字，在我国古代文献中也有许多关于大麦的记载，如《诗经·周颂·思文》"贻我来牟，帝命率育"之句，来是小麦，牟是大麦。《孟子·告子章句》"今夫麰麦"（大麦又名麰麦），《吕氏春秋·任地篇》有"孟夏之昔，杀三叶而获大麦"。

关于大麦的食法，古代用作主食，主要是制成面食，现代则主要是用它酿酒、做糕点，或作饲料。

对于大麦的药用，历代医家也颇有研究。如《名医别录》载大麦："味咸，温，微寒，无毒，主治消渴，除热，益气调中。"《食性本草》谓大麦可"补虚劣，壮血脉，益颜色，实五脏，化谷食……久食，令人肥白，滑肌肤，为面，胜于小麦，无燥病"。《食疗本草》则认为"久食"大麦"头发不白……染发黑色"。《本草纲目》也认为大麦有"宽胸下气、凉血，消积进食"的作用。不难看出，大麦既是食品，又有药理作用，更可充当保健之品，具有美容、健身、调胃化食的综合功能。

在实际的中医处方中，多用的是大麦芽，具有和中健脾、疏肝理气、回乳的功用，使用时要注意，生用不但不能回乳，反而会增加乳汁分泌，回乳必须炒用。

荞麦。荞麦在我国的栽培历史也很古远。最早的记载始见于先秦古籍《神农书·八谷生长篇》："荞麦生于杏，出于农石之山谷中，二十五日秀，五十日熟，凡七十五日成。"南北朝的《齐民要术》也有记载："凡荞麦，五月耕。"至唐朝种植荞麦很普遍，田野到处可见荞麦，风景很是迷人。如白居易诗《夜行》可证："霜草苍苍虫切切，村南村北行人绝，独出门前望田野，月色荞麦花如雪。"

荞麦的食法也很多，磨而为面，可以做面食、饼食和糕点，亦可做煎饼或做汤饼，古人称之"河漏"。做成面条，佐以麻酱或羊肉汤，别有一番风味。

荞麦作为药物，是一味长寿食品。《食疗本草》说它可以"实肠胃，益气力，续精神，能炼五脏滓秽"，有去陈年积腐之力。《本草纲目》载，它能"降气宽肠，磨积滞，消热肿风痛，除白浊白带，脾积泄泻"。李时珍进一步解释说："荞麦最降气宽肠，故能炼肠胃滓滞，而治浊带泄痢腹痛上气之疾，气盛有湿热者宜之。"所以常食荞麦可以宽肠降气，有利于体内代谢物的排泄。现代研究认为荞麦，尤其其秧、叶确含有较多量的芦丁，有止血作用，适用于毛细血管脆性增加所致的出血。以其做食品或煮水常服，可防治中风、视网膜出血。

4. 大豆

古代称大豆为菽，其栽培起源亦很古远。考古学资料的发现也证实大豆原产于我国，如黑龙江大牡丹屯发现的新石器时代的栽培大豆，山西侯马出土的商周时期的大豆种子，以及西汉马王堆一号汉墓出土的大豆粒等。我国种植大豆的历史大约有 4000 年之久，从文史资料也可以得到证实，如甲骨文和金文中就有大豆的文字"叔"。人们利用大豆作为主食的历史也甚古。

大豆在我国人民饮食文化生活中的地位很高，如《诗经·小雅》说"中原有菽、庶民采之"。脍炙人口的七步诗"煮豆燃豆萁，豆在釜中泣，本是同根生，相煎何太急"，不仅生动地反映了文人政客应变时的敏捷思维能力，而且也衬托出三国以前，燃豆萁、煮豆饭已成农家的普遍乐事。明·宋应星在《天工开物》中说："凡菽，种类之多与稻、黍相等……果腹之功，在人日用，盖与饮食相终始。"说明大豆在人们的饮食生活中，始终是餐桌上不可缺少的食物。我国的膳食是以谷物为主的杂食性结构，有糖类成分较多、蛋白质相对不足的倾向，大豆所提供的蛋白质弥补了此不足，因此，大豆对于增强我国人民的体质起了重要作用，千百年来一直做着默默的奉献。

大豆作为食物，用途极为广泛，除了作为粮食外，还可加工成上百种的食品。这些豆制品营养丰富，物美价廉，大致可以分为以下几种类别：干类，如腐竹、豆腐衣等；水类，如豆腐花、豆腐脑、南豆腐、北豆腐等；半

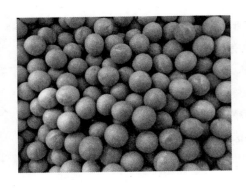

干类，如干豆腐、豆腐丝等；熏类，如熏干、熏素鸡等；卤类，如香干、花干等；炸类，如素卷、豆腐泡、炸豆腐条等；炸卤类，如肝尖、辣块、辣干、素什锦等；腐乳类，如酱豆腐、臭豆腐等。

中国现存最早的一部药物学专著《神农本草经》就已经注意大豆的药理作用，谓："生研，涂痈肿，煮汁饮，杀鬼毒，止痛。"《名医别录》认为大豆能"逐水胀，除胃中热痹……除痹去肿"，指出大豆有利水消肿的作用。后世本草也有同样看法，如孟诜《食疗本草》谓"下水鼓腹胀"，李时珍《本草纲目》谓"治肾病，利水下气"。大豆富含蛋白质，对营养不良所造成的水肿确有明显的治疗作用，早在两千年前的古人就能认识到这一点，说明古代饮食文化对中医学的影响深远。

豆芽。中国人自古以来还把豆芽用作蔬菜，在蔬菜缺少的冬春季节是一味佳蔬。在长沙马王堆汉墓出土的竹简上就有"大豆黄卷"菜。大豆黄卷即是豆芽，它是最早在世界上人工培育发明的蔬菜，距今已有2000年的历史了。豆芽菜味美适口，令人悦目爽神。明·陈嶷赞之为"冰肌玉质"，美如"白龙之须，春蚕之蛰"。豆芽性味甘平，清脆利口。《神农本草经》早就认识到它的药理作用，谓"主治湿痹，筋挛膝痛"。《名医别录》还认为它有美容作用，可"去黑鼾，润肌肤皮毛"。

豆芽食用方法也很方便，可荤可素，可炒可拌，需要注意的是，烹调时宜急火快炒，以存其挺脆，不要烂煮，以保其营养，不宜用酱油，以得其淡雅。

豆腐，作为豆制品有悠久的历史，是我国也是全世界人民喜爱的美味食品。

据史料记载，中国在公元前的商周时代已有豆腐，但至今没有找到可靠证据。据明人罗颀在《物原》中说，在西汉时的古籍中已有"刘安做豆腐"的记载。李时珍在《本草纲目》中也说："豆腐之法，始于汉淮南王刘安。"据目前所知，最初记有豆腐的是五代时陶穀的《清异录》，他在书中写道："时戢为青阳函，洁己勤民，肉味不给，日市豆腐数个，邑人呼豆腐为小宰羊。"表明豆腐的制作技术在当时已相当成熟，成为日常食品，而且人们已经认识到豆腐的营养价值，成为喜爱素食的人们所用的肉类代用品。自五代以来，由于豆腐常见于市肆，又是老百姓食桌上的寻常食品，因此在当时的文学艺术作品中，经常可见到有关"豆腐"的踪迹。如陈达叟的《本心斋蔬食谱》记有："体不云乎，啜菽饮水；啜菽：菽，豆也，今豆腐条切淡煮，蘸以五味。"宋代大诗人陆游有诗说："试盘推碾展，洗釜煮黎祁。"（蜀人呼豆腐曰黎祁）著名文学家苏东坡的蜜酒诗中有"煮豆为乳脂为酥"的佳句，把制作豆腐形象化，道出了豆腐之优者如"乳"如"酥"，细腻地说明了豆腐柔软可口、珍如白玉的特点，是饮食文化精粹的体现。宋代著名学者朱熹也有《豆腐诗》云："种豆豆苗稀，力竭心已苦，早知淮南术，安坐获帛布。"诗中阐述了农夫种豆的辛苦，而制作豆腐则较舒服又能获利发财的状况，从侧面反映出豆腐市场的兴旺。元·郑允端也有一首豆腐诗："种豆南山下，霜风老荚鲜。磨砻流玉乳，煎煮洁清泉。色比土酥净，香逾石髓坚。味之有余美，玉食勿与传。"既介绍了做豆腐的工艺流程，又赞美了豆腐的魅力和风采。可见豆腐一问世，它的生产工艺、制作技术、食用习俗的发展过程牵动着我国人民的心扉，蕴藏着丰富的文化内涵。豆腐一诞生，豆腐文化则相伴而生了。此外，施耐庵的《水浒》、李汝珍的《镜花缘》、吴敬梓的《儒林外史》、曹雪芹的《红楼梦》，以及《西游记》《金瓶梅》，可以说凡是在我国历史上有影响的文学作品，几乎都有关于豆腐的故事。豆腐与我国人民饮食、文化生活息息相关，丰富了我国的饮食文化。

豆腐还具有高深的医疗价值。为我国历代医学家所重视。如寇宗奭《本草衍义》、忽思慧《饮膳正要》、海昌贾《饮食须知》、吴瑞《日用本草》、宁原《食鉴本草》、汪颖《食物本草》、朱橚《普济方》等，对豆腐的药用均有论及。李时珍《本草纲目》集各家之论，对豆腐的功能概括为："宽中益气、和脾胃、消胀满、下大肠浊气，清热散血。"

豆腐是我们祖先在生活实践中创制的，是中国饮食文化宝贵的遗产，并且不断地丰富着中医学。

5. 高粱

高粱亦名蜀黍。高粱的栽培和食用历史在我国也很古远。考古发掘中发现的高粱证明了这一点。如山西万泉县发现的新石器时代的栽培高粱，江苏新沂三里墩发现的西周时期的高粱秆和高粱叶，河北石家庄发现的春秋战国时期的高粱，以及陕西西安市发现的西汉时期的高粱，都提示至迟在西周以前，我国人民就已熟知高粱的栽培方法了。

文史资料的记载，也说明早在西周以前，我国人民就已能正确区分高粱和其他作物。如《诗经·小雅》载："黄鸟黄鸟，无集于谷，无啄我粟……黄鸟黄鸟，无集于桑，无啄我粱……黄鸟黄鸟，无集于栩，无啄我黍。"《管子·地员》还描述了高粱的形状，谓："……之状如鼠肝，其种青粱，黑茎黑秀。"到了明代，李时珍《本草纲目》更形象地描述高粱为"茎高丈许，状似芦荻而内实，叶亦似芦，穗大如帚，粒大如椒，红黑色，米色坚实，黄赤色"，并且指出"而今北方多见"。至于高粱的食法及其在经济生活中的用途，李时珍也有论述："黏者可和糯秫酿酒作饵，不黏者可以做糕煮粥，可以济荒，可以养畜，梢可作帚，茎可织箔席、编篱。"在实际生活中，高粱可以用作主食，做高粱米饭或熬粥，黏高粱可以做糕点、酿酒、制淀粉、高粱饴糖、酒精及酸醋等。目前世界上多用作家畜、家禽的饲料。

作为药用，李时珍《本草纲目》认为高粱有"温中、涩肠胃、止霍乱"的功效，其根"煮汁服，利小便，止喘满"。现代认为高粱性温，味甘而涩，主要功能为温中益胃、涩肠止泻，多用于中焦虚寒，食少泄泻者。

6. 麻

麻原产于我国，是我国较早的农作物之一。在我国历史文献资料中，也有许多关于麻的记载。《诗经》中多处提到"麻"。《周礼·天官》中也提到："朝事之笾，其实麷蕡。"据考证，"麷蕡"就是芝麻酱。《礼记·月令》也有"孟夏之月，天子乃以犬尝麻，先荐寝庙"的记载。《后汉书·礼仪志》记载的八谷为：黍、稷、麦、粱、稻、麻、菽、小豆。说明麻是我国最早的农作物之一。

麻的俗称为芝麻，在医学文献中还称为"方茎""狗虱""油麻"。芝麻具有很高的食用价值，生食、熟吃、制糕点、榨香油、作麻酱都香甜味美，所以古人誉之为"八谷之中唯此最良。"宋应星在《天工开物》中也赞之为："味美而功高，即以冠百谷不为过。"

芝麻榨出的油称为"香油"，有浓郁的芳香，色泽金黄，味美可口，是制作炒、蒸、炖、凉拌菜肴中最美的调味品。用芝麻加工的"芝麻酱"也是凉拌菜、凉面、糕点、油卷及涮羊肉的最佳调味品，很为我国人民所喜用。

芝麻还具有很高的药用价值，被《名医别录》列为上品药物，认为其气味甘平，无毒，"主治伤中虚羸，补五内，益气力，长肌肉，填髓脑。久服，轻身不老"，还具有"坚筋骨，明耳目，耐饥渴，延年"的作用。历代医家多认为芝麻具有抗衰老、延年益寿的功效，如抱朴子葛洪说，每日用温酒送服芝麻，服至百日，能除一切痼疾，服一年则身面光泽不饥，服二年则白发返黑，服三年则齿落更生，服四年则水火不能害，服五年则行走快如奔马，久服长生不老。《神仙传》也说，"鲁女生服胡麻饵术，绝谷八十余年，甚少壮，日行三百里，走及獐鹿"，更为传奇。

芝麻确为滋补强壮药物或食品，入肝、肾经。功能益气血、补肝肾，又能润肠通便。可用于气血亏损，肝肾两虚，须发早白，筋骨无力者。食之益气轻身，乌须发，壮筋骨。也可用于津液不足，肠燥津亏的大便秘结。

二、五果与中医学

五果，即指桃、李、杏、栗、枣五种水果或者坚果，在日常生活中，均被人民大众所熟悉和喜爱。有关文献对五果的记载，如《三国志·魏志·郑浑传》："榆皆成藩，五果丰实。"《北史·西域传·高昌》："厥土良沃，谷麦一岁再熟，宜蚕，多五果，又饶漆。"明·李时珍《本草纲目》中记载："木实曰果，草实曰蓏。熟则可食，干则可脯。丰俭可以济时，疾苦可以备药。辅助粒食，以养民生。故《素问》云：五果为助。"此句是李时珍对"五果为助"的解释，在五谷不足的情况下，五果可以暂时代替五谷食物以作充饥食物。"疾苦可以备药"，更能说明五果具有医疗、保健作用。

1. 桃

桃是大众喜爱的水果之一，具有果肉香甜多汁的特点，其果肉有白色和黄色的，可以生食，亦可制桃脯、罐头或榨汁等，桃仁也可以食用。桃的品种繁多，有红桃、白桃、乌桃、金桃、方桃、偏核桃等。其果皮一般有小细毛，但"油桃"的果皮光滑，"蟠桃"果实是扁盘状。但桃是应季水果，一般以夏季的桃子最香甜可口。桃树同茶树相同，中国是其发源地。早在《诗经·魏风》中就有"园有桃，其实之殽"的句子。园有桃，说明桃子在当时已有一定的种植规模。

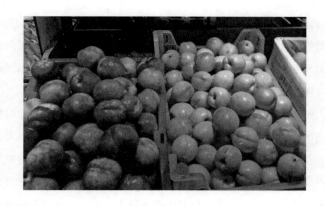

桃具有药用价值，李时珍认为桃的性味是"辛、酸、甘、热，微毒。多食令人有热。"此为肺之果，得肺病可以食用。冬桃，可以解劳热。崔禹锡《食经》中认为桃可养肝气。《滇南本草》中认为桃可通月经，润大肠，消心下积。《随息居饮食谱》中认为桃可补心，活血，生津涤热。李时珍亦曰："生桃多食，令人膨胀及生痈疖，有损无益。"孙思邈曰："黄帝书云：食桃饱，入水浴，令人成淋及寒热病。"总之，好吃的东西均不能过食，否则适得其反而致病。

2. 李

李，又名李子、玉皇李、山李子等。每年7～8月间成熟，饱满圆润，口味甘甜，是人们最喜爱的水果之一。据考证，李树在我国栽培历史悠久，在被称作中国古代早期生物学著作的《尔雅》中记载："五沃之土，其木宜梅李。"可知当时已注意到李栽培的土壤条件。《乐府诗集·古辞·君子行》："瓜田不纳履，李下不正冠。"《闲居赋》："周文弱校之枣，房陵朱仲之李。"

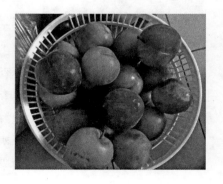

李时珍认为李子苦、酸、微温，

无毒。《名医别录》认为李可以治疗曝食，去痼热，调中。孟诜认为李可以去骨节间劳热。孙思邈则认为肝病可食之。《滇南本草》认为李治风湿气滞血凝。但是《本草纲目》曰："李，味甘酸，其苦涩者不可食。不沉水者有毒，不可食。"

现代研究认为李子的主要功能就是助消化，因其味酸，能促进胃酸和胃消化酶的分泌，并能促进胃肠蠕动，因而可以有效改善食欲。尤其对胃酸缺乏、食后饱胀、大便秘结者有效。新鲜李肉中的丝氨酸、甘氨酸、脯氨酸、谷酰胺等氨基酸有利尿消肿的作用，对肝硬化有辅助治疗效果，这印证了孙思邈所言。李子中的抗氧化剂含量高，故其还可以养颜美容、润滑肌肤。

3. 杏

黄灿灿的大黄杏，肉质松软、香甜，有入口即化的感觉，十分受人们的喜爱。但是其种仁多苦味或甜味。每年花期为 3～4 月，果期为 6～7 月。最早，在《庄子》的记载中，杏本是具有神圣气息的。作为孔夫子讲学的杏坛，应该是一片杏林，杏树环绕，花香在上，弟子在其熏染中读书，孔夫子在花影中抚琴而歌，书声歌声，风吹花落如香雪。尽管顾炎武后来考

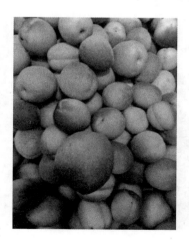

据以为，"渔父不必有其人，杏坛不必有其地，即有之，亦在水上苇间、依陂旁渚之地，不在鲁国之中也"。但读书有那样一个"绕坛红杏垂垂发，依树白云冉冉飞"的环境，仍然令人神往。后世更以杏林寓意于高明的医术。许多著作均以杏林为名，如清代张启倬的《杏林碎锦》、清代宋钧衡的《杏苑丛谭》等。按王祯《农书》云："北方肉杏甚佳，赤大而扁，谓之金刚拳。凡杏熟时，榨浓汁，

涂盘中晒干，以手摩刮收之，可和水调籹食，亦五果为助之义也。"《名医别录》："酸、热，有小毒。"孙思邈谓："曝脯食，止渴，去冷热毒。心之果，心病宜食之"。崔禹锡《食经》认为不可多食，生痈疖，伤筋骨。《本草衍义》认为小儿尤不可食，多致疮痈及上膈热。

4.栗

栗，又名板栗、栗果等，属于坚果。栗作为中国传统的果树，历史悠久，已有数千年的栽培历史，亦受人们的喜爱。糖炒板栗更是一种著名的中国传统食品。鲜栗是一种营养价值很高的果品，含有多种维生素和矿物质，可以用来烹调，亦可以做糕点，易消化。栗，咸、温、无毒。《别录》认为益气，厚肠胃，补肾气，令人耐饥。孙思邈认为"生食，治腰脚不遂"。《日华子本草》认为生食破冷痃癖，日生吃七个。又生嚼罯，或出箭头，亦罯恶刺并敷瘰疬病肿毒。《滇南本草》认为可治山岚嶂气、疟疾，或水泻不止，或红白痢疾。用火煅为末，每服三钱，姜汤下。生吃止吐血、衄血、便血，一切血症俱可用。

栗子莲藕汤，莲藕750克，栗子20个，葡萄干3/1杯，糖或者盐适量。莲藕刮皮，切片；栗子去壳、去膜；二者与适量水入锅煮沸，再煲40分钟，加入葡萄干后再煲5分钟，随各自口味加入不同的调料，即可以食用。具有清热凉血、健脾开胃的功效。

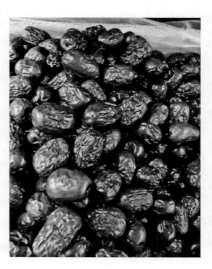

5.枣

枣，对于广大群众来说是再熟悉不过了，具有补血、补气、健脾养胃等功效，尤其适用于女性。所以在此不再赘述。

三、五畜与中医学

五畜，即指牛、羊、猪、鸡、狗五种家畜。《汉书·地理志下》："民有五畜，山多麋鹿。"颜师古注："牛、羊、豕、鸡、犬。"五畜中除了犬之外，其他动物的肉似乎经常用于食用，尤其是猪肉。《黄帝内经》曰："五畜为益。"肉类含蛋白质丰富，而且为优质蛋白质，不仅氨基酸含量高、全面，而且比例恰当，接近于人体的蛋白质，容易被消化吸收。肉类还含有丰富的维生素，含糖量较低，但是脂肪含量较高，可以提供较多的热量。比如在西藏高寒的地区，需要摄入含热量高的脂肪，故牛羊肉就成为藏民的主食。对于生活在地势低的非高寒地区的人们，仅仅将五畜当做人体必要营养需求的补充即可，因为过食五畜，精气容易壅滞，从而引起病变。《素问·生气通天论》说："高粱之变，足生大丁。"这也是我国人民的基本主食由最初的五畜转变为五谷的原因之一。

1. 牛

牛，包括同我们日常生活关系密切的普通牛，以及牦牛、野牛、水牛、黄牛等。黄牛肉甘，温，无毒。《名医别录》认为其可以安中益气，养脾胃。孙思邈认为其可以补益腰脚，止消渴及唾涎。李时珍曰："黄牛、水牛肉，和猪肉及黍米酒食，并生寸白虫；和韭、薤食，令人热病；和生姜食，损齿。煮牛肉，入杏仁、芦叶易烂，相宜。"亦曰："韩懋言：牛肉补气，与黄芪同功。"水牛肉，甘、平，无毒。《名医别录》认为主治消渴，止哕泄，安中益气，养脾胃。而陈藏器认为主补虚壮健，强筋骨，消水肿，除湿气。遇到水肿尿涩的情况，可以用牛肉一斤熟蒸，以姜、醋空心食之。

2. 羊

中医理论认为羊属于热性，故在冬季多食羊肉。其中，最有名的一个补益方剂是出自《金匮要略》的当归生姜羊肉汤，这是药食同源的最好例证，也是将羊肉与中医学结合起来的最好例证。

苁蓉羊肉粥：肉苁蓉 10 克，羊肉 150 克，大米 100 克，姜末、葱末、盐各适量。首先将肉苁蓉、羊肉洗净，切碎；大米淘净。其次将肉苁蓉放入锅中加入适量清水，待煮沸后，下入大米和羊肉以煮粥。最后在快熟时，加入姜末、葱末、盐适量以调味。再煮一两沸即可食用。此粥具有补肾助阳、健脾养胃、润肠通便的功效。

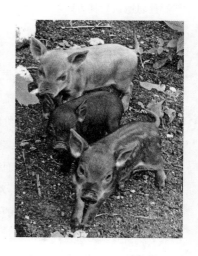

3. 猪

猪，又名豕，可以说是与我们日常生活关系最密切的一种肉类，毫不夸张地说，在很多家庭当中，猪肉必须顿顿有、天天有、月月有。因为猪肉纤维较为细软，结缔组织较少，肌肉组织中含有较多的肌间脂肪，因此，经过烹调加工后猪肉味特别鲜美。猪肉具有补虚强身、滋阴润燥、丰肌泽肤的作用。凡病后体弱、产后血虚、面黄羸瘦者，皆可用之作为营养滋补之品。

4. 鸡

鸡亦是大众喜爱的肉类食物之一。鸡肉含有维生素 C、维生素 E 等，蛋白质的含量比例较高、种类多，而且消化率高，很容易被人体吸收利用。鸡肉有增强体力、强壮身体的作用，另外含有对人体生发育有重要作用的磷脂类，是中国人膳食结构中脂肪和磷脂的重要来源之一。鸡肉对营养不良、畏寒怕冷、乏力疲劳、月经不调、贫血、虚弱等有很好的食疗作用。中医学认为，鸡肉有温中益气、补虚填精、健脾胃、活血脉、强筋骨的功效。鸡的品种很多，但作为美容食品，以乌鸡为佳。李时珍曰："《延寿书》云：阉鸡能啼者有毒。四月勿食抱鸡肉，令人作痈成漏，男女虚乏。"《神农本草经》认为丹雄鸡肉可以治疗女人崩中漏下赤白沃。通神，杀恶毒。孙思邈认为其可以补肺。《名医别录》认为乌雄鸡肉可以补中止痛，《日华子本草》认为其可以止肚痛、心腹恶气、除风湿麻痹、诸虚羸，安胎，治折伤并痈疽。生捣，涂竹木刺入肉。

5. 狗

相较其他几种肉类，狗肉食用的频率很少，但也是具有药用价值的。狗肉，咸，酸，温，无毒。《名医别录》认为其可以安五脏，补绝伤，轻身益气。孙思邈认为其可以益肾。

四、五菜与中医学

五菜，即葵、韭、藿、薤、葱。《黄帝内经》言："五菜为充。"所以一般来说，各种蔬菜在古代作为饥荒时的营养补充而存在，而在现代，蔬菜则是人们餐桌上不可或缺的，它的价值是不可忽略的，更是不可代替的。以蔬菜为主的素食更是成为我国饮食文化当中的重要组成部分。在秋季，多食蔬菜可以疏通气机，易于通便，从而缓解秋燥所带来的各种不适。《黄帝内经》中将"五菜"与"五味"相配，为葵甘、韭酸、藿咸、薤苦、葱辛。事实上，五菜并非是特指这里所列出的五种菜，而是泛指各类蔬菜。现以《黄帝内经》所举五菜为例，详细论述。

1. 葵

葵，茎直立，粗壮，圆形多棱角，被白色粗硬毛。叶通常互生，心状卵形或卵圆形。头状花序，极大，直径 10～30 厘米，单生于茎顶或枝端，常下倾。夏季开花，花序边缘生黄色的舌状花，不结实。花序中部为两性的管状花，棕色或紫色，结实。瘦果，倒卵形或卵状长圆形，稍扁压，果皮木质化，灰色或黑色，俗称葵花子，因其含油量极高，故可用来榨油。同时，葵花子经过翻炒，加盐或者是奶油，可以直接食用，是颇受大众喜爱的零食之一。汪连仕《采药书》记载葵具有通气透脓的功效。《福建民间草药》记载葵可治血痢。据现代研究，葵有降血脂和增强免疫的作用。

2. 韭

韭菜，可以说是我们日常生活中经常食用的一种蔬菜，但并不当做主菜，而是配菜。李时珍曰："韭之为菜，可生可熟，可菹可久，乃菜中最有益者也。"它是多年生草本植物，叶细长而扁，夏秋间开小白花；叶和花嫩时可食，种子可入药。其辛，微酸、温、涩，无毒，归心，安五脏，除胃中热，利病人，可久食。《食疗本草》曰：利胸膈。《本草拾遗》曰：温中，下气，补虚，调和腑脏，令人能食，益阳，止泄白脓、腹冷痛，并煮食之。叶及根生捣绞汁服，解药毒，疗狂狗咬人欲发者；亦杀诸蛇、虺、蝎、恶虫毒。《日华子本草》曰：止泄精尿血，暖腰膝，除心腹痼冷、胸中痹冷、痃癖气及腹痛等，食之肥白人。中风失音研汁服，心脾胃痛甚，生研服，蛇、犬咬并恶疮，捣敷。《丹溪心法》曰：经血逆行，或血腥，或吐血，或唾血，用韭汁服之。跌仆损伤在上者，宜饮韭汁，或和粥吃。

3. 藿

藿，别名山韭、豆叶，嫩时可食。《广雅·释草》："豆角谓之荚，其叶谓之藿。"《诗经·小雅·白驹》："食我场藿。"《仪礼·公食大夫礼记》："牛藿。"《千金要方·食治》曰："宜肾，主大小便数，去烦热。"《本草拾遗》曰："生毛发。"《本草纲目》曰："藿，肾之菜也，肾病宜食之。诸家《本草》不载，而孙思邈《千金方》收之，他书藿字多讹作藿字，藿乃豆叶也。"陈直《养老奉亲书》有藿菜羹，即藿菜四两，鲫鱼肉五两，煮羹，下五味并少面食。每三五日一作之，极其补益。其方可治老人脾胃气弱，饮食不强。

4. 薤

薤，又名藠子、野蒜、小独蒜。其含糖、蛋白质、钙、磷、铁、胡萝卜素、维生素 C 等多种营养物质，是烹调作料和佐餐佳品。陶弘景曰："薤性温补，仙方及服食家皆须之，偏入诸膏用。不可生啖，荤腥为忌。"寇宗奭曰："薤叶光滑，露亦难伫。《千金》治肺气喘急方中用之，亦取其滑泄之义。"干制薤头入药可健胃、轻痰，治疗慢性胃炎。

5. 葱

葱，别名青葱、大葱、水葱等，为多年生草本植物。它在我们日常生活中更是屡见不鲜，葱、姜、蒜三者搭档，在烹饪当中发挥的提味作用不可取代。至于其药用价值，陶弘景曰："葱亦有寒热，白冷青热，伤寒汤不得令有青也。"张元素曰："葱茎白专主发散，以通上下阳气，故《活人书》治伤寒头痛如破，用连须葱白汤主之；张仲景治少阴病下利清谷，里寒外热，厥逆脉微者，白通汤主之，内用葱白，若面色赤者，四逆汤加葱白，腹中痛者，去葱白。成无己解之云：肾恶燥，即食辛以润之，葱白辛温，以通阳气也。"

葱豉豆腐汤，淡豆豉15克，葱5根，生姜4片，豆腐一块，盐少许。首先洗菜，将葱切段，油烧热，将豆腐煎至表面微黄，备用。其次，将备用的豆腐放入汤锅，并加入淡豆豉、生姜片及清水，用中火煲30分钟，再加入葱白，待汤煮滚，适量加入盐即可食用。本汤具有发汗解肌、解毒止痛的功效。

五、调味品与中医学

中国有句俗话"民以食为天，食以味为先"，可见调味品在中国饮食文化中所占的重要地位。从古籍文献来看，中国人使用调味品的最早史料记载见于《尚书》《周礼》等著作中。《尚书·禹贡》中有"海岱唯青洲……厥贡盐"，并且提到了酸、苦、甘、辛、咸五味，而且还有"若作和羹，尔唯盐梅"的记载。在《周礼·天官》中有"凡和，春多酸，夏多苦，秋多辛，冬多咸，调以滑甘"的说明。可知，中国人的饮食调味文化史有记载以来大约有五千多年了。

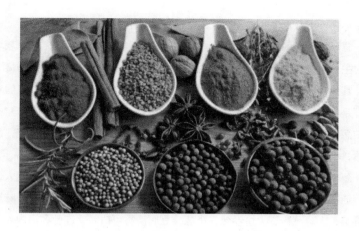

　　中国人的调味之道是"五味调和"。人们不仅认识到"五味令人口爽"可饱享口福，而且还领略到调味品对健康的重要作用。如《黄帝内经》提到："谨和五味，骨正筋柔，气血以流，腠理以密……谨道如法，长有天命。"为了达到这个目的，中国人在长期的饮食活动中，发现和选择出大量的调味品用以佐餐，如葱、姜、蒜、花椒、醋、盐、酒等。这些调味品不仅鲜香味美，风味独特，而且具有不同的去腥除膻、矫味辟秽的作用，同时还有杀菌解毒、开胃健脾、促进消化的药理功能，在中国饮食文化史上占有一定的位置，丰富和发展了中医药学。

1. 葱

　　葱既是蔬菜，又是调味佳品。荤菜、素菜的调制都少不了葱，家家必用，一日不可无葱。葱可增加菜肴的香味，又能去腥除膻，是烧制各种佳肴的必需品。葱亦可生食，北方人喜食的大葱蘸酱、煎饼卷大葱都具有独特的地方风味。

　　我国是葱的故乡，栽培葱的历史已有三千多年了。早在《山海经》中就已有"北单玉山，多葱韭"的记载，《尔雅·释草》中也有"茖，山葱"的解释。明代《农政全书》中有一段记述："崔寔曰：二月别小葱，六月别大葱，七月可种大小葱。"据考证，崔寔系汉桓帝时代人，说明大葱的栽培技术，早在一千八百多年前，在我国就已有相当丰富的经验了。

葱四季常青，终年可食用，尤其冬、春两季食用最多。北方多以栽培大葱为主，南方则以栽培小葱居多。葱的种类很多，以山东章丘县产的最为驰名，其他尚有辽宁盖平大葱、陕西华县大葱、河南孟县大葱、新乡张门鸡腿葱都是名产，极负盛名。关于葱的各部位名称，李时珍说："葱初生曰葱针，叶曰葱青，衣曰葱袍，茎曰葱白，叶中涕曰葱苒。"又说："诸物皆宜，故云菜伯，和事。"所以葱也叫事草或菜伯。

葱作为调味品，炒菜则满锅香气四溢，切碎做汤不仅香气弥散迷人，而且有通阳暖胃、消食发汗的作用，吃之令人精神气爽。以生葱佐餐，味道尤为鲜美，大葱蘸酱、大饼卷葱、小葱拌豆腐清香可口。就连驰名海内外的名菜北京烤鸭也是食生葱的珍馐。

葱辛香、温散的性质更为历代医家所重视。传说葱是由神农尝百草时发现的，可见葱的药用历史极其悠久。葱作为药物使用，最早的医学史料记载见于《五十二病方》，其中提到葱和干葱。对葱的药性及药理进行详尽的说明首见于《神农本草经》，其称："葱茎白辛、平，叶温，根须平，并无毒。做汤治伤寒寒热、中风、面目浮肿，能出汗。"认为葱辛温通阳，专主发散，可通上下之阳。历代医家多借葱的这个药理特性，用于治疗阳气不足之手足厥逆或外感风寒病。如汉代医圣张仲景的白通汤，就有用葱白以治疗少阴病，下利清谷，里寒外热，厥逆脉微者，或以四逆汤加葱白治疗，都是取葱白通阳之意。晋朝葛洪《肘后备急方》中治疗外感风寒头痛、鼻塞流涕的著名方剂葱豉汤，也是以葱白为主药。《类证活人书》的活人葱豉汤、《通俗伤寒论》的葱豉桔梗汤也是以葱白和其他药物组成。正如李时珍所说："葱乃释家五荤之一，生辛散，熟甘温，外实中空，肺之菜也，肺病宜食之，肺主气，外应皮毛。"所以外感风寒之肺系疾病，皆可用葱白治之。此外，李时珍还用"葱管吹盐入玉茎内治疗小便不通及转脬危急者"，极类似现代尿潴留的导尿法。

葱具有以上的药理作用，远远超过其烹调价值，已从蔬菜、调味品进入中药材行列。

2. 姜

又名生姜，其栽培和食用历史在我国亦很古，在《礼记》中就有"植梨姜桂"的记载，《论语》中也有"不撤姜不食"。《吕氏春秋》对姜的美味尤为赞赏，誉为"和之美者，杨朴之姜"。许慎《说文解字》谓："姜，作薑，云御湿之菜也。"王安石《字说》云：姜能强御百邪，故谓之姜。可见古人对姜是极感兴趣的。

汉代，姜的种植已很普遍，并且有种姜可以致富的记载。《史记·货殖列传》称"千畦姜韭，其人与千户侯等"。此外，《齐民要术》一书中还专有"种姜"一节，说明自古以来我国人民就很重视生姜的栽培，而且食用姜的历史也很悠久。

作为调味品，姜是主要作料之一。姜辛辣芳香，其汁溶解到菜肴中去，可使原料更加鲜美。李时珍在《本草纲目》中赞颂姜的美味"辛而不荤，去邪辟恶，生啖熟食，醋、酱、糟、盐、蜜煎调和，无不宜之。可蔬可和，可果可药，其利博矣。"

作为调料，炖鸡、鸭、鱼、肉时放些姜，可使肉味醇厚。做糖醋鱼时用姜末调汁，可获得一种特殊的甜酸味。用醋与姜末相兑，蘸食清蒸螃蟹，不仅可去腥尝鲜，而且可借助姜的热性减少螃蟹的腥味及寒凉伤胃作用。故《红楼梦》中在提到食蟹时说道"性防积冷定须姜"。生姜，一年四季在人们饮食中出现，人们用之以开胃、消食，故俗语云"上床萝卜下床姜"。

生姜的品种也很多，著名的品种有山东的莱芜片姜、安徽的临泉姜、湖北的来风姜、湖南的茶陵姜、浙江的红爪姜和黄爪姜、广西的西林姜、陕西的汉中觉姜和辽宁的丹东白姜等。

生姜的药用历史也很悠久，《五十二病方》中就有"姜""干姜""枯姜"的记载，至《神农本草经》对生姜、干姜已有了详尽的认识。《神农本草经》列干姜为中品，并且称其"辛、温、无毒"，主治"胸满，咳逆上气，温中，止血……肠游下痢""久服去臭气，通神明"。《名医别录》列生姜为中品，认为生姜有"归五脏，除风邪寒热，伤寒头痛鼻塞，咳逆上气，止呕吐，去痰下气"的功能。至于干姜制法，苏颂《图经本草》曰："采（生姜）根于长流水洗过，日晒为干姜。"李时珍《本草纲目》也谓干姜："生用发散，熟用和中，解食野禽中毒。"历代用生姜的医家很多，但深得生姜药理、药性的真髓，临床遣方用药之灵活，当首推汉代医圣张仲景，其所著的《伤寒论》共载方113首，其中使用生姜和干姜的方剂就有57首之多，占所有方剂之半。如解肌发表、调和营卫的桂枝汤；温肺化饮、解表散寒的小青龙汤；发汗解表、清热除烦的大青龙汤；宣肺清热、疏散水湿的越婢汤；温中祛寒、回阳救逆的四逆汤；温阳利水的真武汤；温中补虚、缓急止痛的小建中汤；温中祛寒、补益脾胃的理中汤；温肝暖肾、降逆止呕的吴茱萸汤；和解少阳的小柴胡汤；和胃降逆、开结除痞的半夏泻心汤等等。这些处方中均有生姜或干姜，都是至今临床仍在使用而且非常有效的著名方剂。医圣张仲景用姜的经验，囊括了姜的温胃、散寒、降逆、止呕、行水气、温肺止咳的药理作用，成为中医药学临床运用姜的法则。

后世亦有将干姜炮焦用者，称为炮姜，有温经止血的功能。《本草从新》说："炮姜，止吐衄诸血。"《景岳全书》中收载的著名的妇人产后处方生化汤，其中就含有炮姜，既有活血化瘀功能，又能温经止痛，用以治疗产后恶露不行，小腹疼痛者。

民俗食用生姜的方法，也多透示出生姜的药理作用，如用姜糖水治疗外感发热、恶寒、头痛，以生姜末或煎水治疗呕哕，或用姜茶同煎治疗痢疾等等。

生姜作食用已有数千年的历史了，在烹饪艺术和食品文化中有一定的位置，而且生姜的药用疗效可靠，丰富了中医药学的内容。

3. 蒜

又名荤菜。李时珍《本草纲目》称"后因汉人得葫蒜于西域"，故又有葫蒜之称。相传是汉代张骞出使西域时带回国内的，也因它比内地生产的小蒜个大，故也称大蒜。

大蒜生吃香辣可口，开胃提神，不仅是人们常用的蔬菜之一，也是常用的调味品。许慎《说文解字》云："蒜，荤菜也，菜之美者，云梦之荤菜。"李时珍对大蒜也颇有好感："味久不变，可以资生，可以致远，化臭腐为神奇，调鼎俎，代醯酱，携之旅途，则炎风瘴雨不能加，食谒腊毒不能害，夏月食之解暑气，北方食肉面尤不可无，乃食经之上品，日用之多助者也。"

大蒜是一种味道鲜美的蔬菜和调味品，而且绿色的蒜苗和初夏的蒜苔也是人们喜爱的蔬菜。

大蒜作为药物使用，汉代即有记载，如《后汉书》云：华佗以蒜和醋共用治疗"吐蛇"病。大蒜在《名医别录》中被列为中品，辛温无毒，功能"归五脏，散痈肿……除风邪，杀毒气。"《唐本草》认为其能"下气，消谷化肉"。寇宗奭谓用大蒜"捣贴足心，止鼻衄不止"。李时珍《本草纲目》认为大蒜还能治"冷痢疾"，并解释说"葫蒜入太阳、阳明，其气熏烈，能通五脏，达诸窍，去寒湿，辟邪恶，消痈肿，化癥积肉食，此其功也。"

除以上作用外，近代研究还发现大蒜具有很强的杀菌、抗真菌作用，可以治疗痢疾和急性肠炎，以及真菌感染性疾病。每天吃一些大蒜可以预防感冒。另外大蒜还有防治高脂血症的功效。实验证明大蒜还有一定的抗氧化作用和抗血小板聚集及降低血液黏稠度作用，可作为抗动脉粥样硬化的药物或食品使用。

大蒜作为食品、调料或药物，虽然对人体健康有益，但也不可过量使用，否则会损害人体健康，变利为弊，这是应该注意的。

4. 花椒

李时珍《本草纲目》称："秦椒，花椒也，始产于秦，今处处可种，最易蕃衍。"花椒是辛辣香料调味品，日常最为多用，炒菜、炖肉都少不了花椒。据考证，花椒在我国最初被人们认识是以其香气馨溢受到人们重视的。《诗经·周颂》云："有椒其馨。"《诗经·唐风》又云："椒柳之实、繁衍盈升。"《荀子·礼论》也称："椒兰芬苾，以善鼻也。"1978年在河南固始侯古堆1号墓出土的文物中，发现尸体手中握有两个熏囊，内装有药物；在椁箱中发现 4 个熏囊，6 个绢袋，1 个绣花枕头，2 个熏炉，也装有药物，其中就有花椒。说明古代人多喜佩戴之，以其香辟秽消毒，也是花椒的早期药用方法之一。汉代皇帝的后妃们的寝宫也乐以花椒和泥涂壁，称之为"椒房"，在享其温馨之气的同时，也达到清洁空气的卫生目的。唐代大诗人杜甫在《丽人行》中吟叹为"就中云幕椒房亲"。

花椒作为调味品，大约始于南北朝，如后魏贾思勰的《齐民要术》有花椒脯腊的记载，唐代以来，以花椒调味烹菜的记载更为多见了。

花椒因产地不同而名称则异，产于四川者称为"蜀椒"或"川椒"，其种子叫"椒目"，果皮称"椒红"，都有药用价值。

花椒辛香麻辣，是川菜烹制离不开的调料。北方人烹制羊肉也习用花椒，不仅可去膻除腥，增加羊肉的鲜美，同时还有温中祛寒的作用。花椒烹制的菜肴可开胃下饭、促进食欲，很为世人所喜爱。

花椒作为中药，在《神农本草经》中被列为中品，认为其"辛、温、有毒"，主"除风邪气，温中，去寒痹，坚齿发，明目。久服，轻身好颜色，耐老增年通神"。而川产之蜀椒则被列为下品，认为其可主治"邪气咳逆，温中……寒湿痹痛，下气，久服头不白，轻身增年"。可见，无论花椒或蜀椒都既有温中祛寒止痛的作用，又有美容健身和增寿的功效。历代医家运用花椒治疗疾病的处方很多。汉代医圣张仲景《金匮要略》里治疗虚寒所致胸腹作痛的著名方剂大建中汤，就是以蜀椒配人参、干姜、饴糖组成。《千金要方》也有治心腹冷痛，以布裹椒置痛处，用熨斗熨，令椒出汗则痛止的记载。《外台秘要》中亦有蜀椒丸，治心痛引背，以蜀椒配伍附子等为丸服，都是取其温中祛寒之意。

蜀椒的种子名椒目，也有极高的药用价值，功能行水气、平喘满，《新修本草》称其能治"水腹胀满"，有"利小便"的效力。最著名的处方则是张仲景《金匮要略》的己椒苈黄丸，由椒目配合防己、葶苈子及大黄组成，治疗肠间有水，腹满者。现代则多用其治疗肝硬化腹水或心力衰竭。以上说明早在两千多年以前，花椒已从调味品跃跻到治病疗疾的中药材行列中了。

5. 醋

醋是日常生活中不可缺少的调味品。一提到五味，酸、苦、甘、辛、咸，人们必会想到醋。醋是酸的代表，而且醋香味美，自古以来被人们所喜食用。

关于醋的优美故事，在我国流传很多，如传说我国古代有个叫黑塔的人从事酿酒，有一次酿酒时间错过二十一日，再一尝酒，已成为酸香的液体，自此发现了醋的制造方法。因为有酒和二十一日两个条件，故取"酉"和"昔"名之为醋。再如唐朝宰相房玄龄因处理国政得力，唐皇欲给其二妾，房夫人宁喝皇帝所赐之"毒酒"，也不答应房玄龄纳妾，房夫人喝"毒酒"后，人虽平安无事，但酸得够可以，原来唐皇所赐之"毒酒"是醋。从此后"吃醋"二字亦不胫而走，成为讽喻妇人妒嫉的典故。

公元前一千多年以前，我国就已有关于"醋"的记载了。到了汉代以来，有关醋的文史资料逐渐增多，如许慎在《说文解字》中说"酸，酢也"，汉·崔实在《四民月令》中说"五月五日可做酢"，《隋书·酷吏传》中有"宁饮三斗酢，不见崔弘度"。北魏·贾思勰的《齐民要术》中有"酢，今醋也"。现在则完全用醋字代替了酢。

我国醋的产地、品种很多，以山西老陈醋、江苏镇江的香醋、北京熏醋、四川保宁醋及河南正阳伏醋较为有名，特别是山西老陈醋闻名遐迩，远销国内外。

醋在人们生活中是不可缺少的调味佐餐佳品，炒菜时放些醋不仅可以去腥解腻，增加菜肴的色、香、味，而且可以调动人的食欲。炒菜加点醋可以使菜中的维生素少受损失。醋还能溶解植物纤维和动物骨质，尤其是烧鱼、烧肉时放些醋，不但解除鱼腥，使肉烂味香，还可溶解食物中的钙质，帮助人体利用。著名的糖醋鱼就内含此意。醋是极可口的调味品，做汤时放一些也鲜美味香，如酸辣汤就是以醋和胡椒为主调制而成，尤其在酒足饭饱后用之具有解腻、爽口之效。北方吃饺子、吃蟹时也多蘸醋食用，更能增加饺子和蟹的鲜美，绵香可口。

醋是调味品，但自古以来就发现其具有很广泛的药理作用，因此是食、药两栖之品。醋在《名医别录》中被列为中品，称其"酸、苦，温，无毒"，主"消痈肿，散水气，去邪毒"。《日华子诸家本草》也称其"杀一切鱼、肉、菜毒。"

历代医家用醋治病的经验，古籍记载也很多，如唐·孙思邈《千金要方》用治"身体卒肿""乳痈坚硬""霍乱烦胀"，《外台秘要》用其治"腋下狐臭"，葛洪《肘后备急方》用其治"痈疽不溃"等病。

醋在古代还被称为"苦酒"，汉代医圣张仲景《金匮要略》中就用之治疗"黄疸"和"黄汗"症，如黄芪芍药桂枝苦酒汤。唐·苏敬《新修本草》还说："酢酒为用，无所不入……以有苦味，俗呼苦酒，丹家又加余物，谓之华池左味。"这是药、醋共制的介绍，说明在唐代就已有药醋使用了。药、醋共用，醋、药结合治疗疾病是中国醋文化的发展和发明，丰富了中医药学。现在的四川保宁醋就是药醋的一种，是用麸皮、上百种中药、少量大米共制而成的。河南正阳的老陈醋也是精选大、小麦为原料，采用古井水，配以肉桂、砂仁、丁香、草果、陈皮等多种中药调制而成，具有回味甜而芳香、健胃解毒的特点。

醋也是中药炮制的液体辅料之一。中药在应用前或制成各种剂型之前要进行加工，包括一般修治整理和较复杂的炮制技术，这些炮制技术不仅借用了烹饪技术中的炒、煨、炮、燀等法，有些药物在炮制时还选用了适宜的辅料，其中就有醋。炮制中药所用的醋均指食醋。醋气香，味酸涩，具有引药入肝、行水解毒、消痈肿等作用。经过醋炮制的中药，可以改变一些药物的药性，增加所炮制中药的药效，扩大了中药的使用范围，使药物直达病所。常用的炮制法有醋炙、醋炒、醋浸、醋糊丸等。

如中药鳖甲，苏颂在《图经本草》中说"入药以醋炙黄用"，这样鳖甲变得酥脆，易于服用。吴茱萸，雷敩在《雷公炮炙论》中说："醋煮，先沸醋三十余沸，后共蒸萸沸，醋尽晒干。"李时珍在《本草纲目》中谓："黄连……为治火主药……治肝胆虚火，则以醋浸炒。"这是经醋炮制引药入肝的例子。还有很多药用米醋炮制以加强疗效，如香附，多醋炒，以黄酒、醋同煮名制香附，因酸入肝，可增强其疏肝理气的功能。五灵脂、三棱也多用醋炒以加强其止痛消瘀的功能。此外，柴胡、玳瑁、大戟、甘遂、商陆、芫花等药物在炮制时也多用醋。

醋虽是调料佳品，具有很高的食用价值，作为药用对人体健康亦很有益处，但也不宜多食，如陶弘景在《本草经集注》中就说"多食损人肌脏"。

6

第六章 ｜ 酒文化与中医学

中国酒文化是中国饮食文化的重要组成部分。自古以来中国酒文化就以其酒品、酒义、酒德、酒道而显示其独特的文化"个性"和"内涵"。中国人饮酒，不是为了饮酒而饮酒，更多的是为精神生活，讲究天、地、人的合一，注重饮酒的情趣，在饮酒的同时辅之以赋诗作令、猜谜及各种游戏活动，把饮酒升华为高级精神活动。酒和人们的饮食生活密切相关，人们随时随地都会感觉到酒的存在。在饮食活动中，酒可起到调节气氛、联络感情、敦睦情谊的作用，没有酒，饮食活动则枯燥乏味，所以世人有"无酒不成席"之说。酒可为欢者增加喜悦，如祝寿酒、庆功酒、新婚伊始的交杯酒，都令参与者难以忘怀；也可给悲者解忧，也就是所谓的借酒浇愁。

一、中国酒文化和民俗

酒文化通过酒来表现，更多的体现在人类在改造自然环境中所获得的品格和行为方法，以及由此所积聚起来的风俗、礼仪、意识等的复合体。随着经济的发展和人民生活水平的提高，酒文化的内容也愈来愈丰富。

中国酒文化所体现的是一种高层次物质需求或精神需求。根据马斯洛的需求层次理论，人类只有当生存需要得到保证以后才会去追求精神消费，所

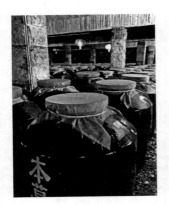

以酒类消费所蕴含的是一种高级物质享受或精神享受，是一种以文化价值为基础的"感性商品"。

1. 中国酒文化的特性

中国酒文化具有内容的广泛性和表现的多层面性。酒文化表现在酿酒技术和工艺的探索改进上，几千年的经验积累，既形成了一个独特的科技门类，也形成了酿酒工艺的历史文化积淀。在饮酒器具上，五花八门的

酒器反映了人们在陶瓷工艺、烧制技术及美术鉴赏等方面的历史进程，让人们从另一侧面去阐释和感怀我国源远流长的文化内涵；民间饮酒，敬神祭祀礼制、长幼尊卑有法度等酒礼酒俗，莫不是酒文化的最直接表现；中国文学史上历代墨客骚人的酒文、酒赋、酒诗、酒词、酒歌、酒曲等，给后世留下了令人击节赞叹的文学精品。故有"酒是中国文学的酵母"之说。

中国酒文化具有含蓄性和约束性。由于中国酒文化受儒家伦理道德的影响，形成了以"酒礼""酒德"为主要内容的儒家型酒文化思想，把酒当作礼仪的象征，饮酒活动是人们学礼、施礼，进而达到人、天合一的一个重要途径。因而，孔子曾提出酒德是"唯酒无量，不及乱"，即饮酒的多少各人不同，没有具体数量的限制，但饮酒之后要保持神志清醒，不放荡形骸，否则便是无酒德了。酒的生产或消费，都被传统酒文化刻上了深深的历史烙印，至今仍绝对地影响着人们的酒类生产方式和消费习惯。如人们普遍认为"酒是陈的香"，习惯喝浓香型酒的就不喜欢酱香型酒等，这是大多数人受传统思想的影响而表现出的固有惯性。这种明显的惯性，是酒文化怀旧的表现。

中国酒文化的趣味性之一——酒令。酒令是筵宴上助兴取乐的饮酒游戏，最早诞生于西周，完备于隋唐。饮酒行令在士大夫中特别风行，他们还常常赋诗撰文予以赞颂。白居易诗曰："花时同醉破春愁，醉折花枝当酒筹。"后汉贾逵撰写《酒令》一书。清代俞敦培辑成《酒令丛钞》四卷。

酒令分雅令和通令。雅令的行令方法是：先推一人为令官，或出诗句，或出对子，其他人按首令之意续令，所续必在内容与形式上相符，不然则被罚饮酒。行雅令时，必须引经据典，分韵联吟，当席构思，即席应对，这就要求行酒令者既要有文采和才华，又要敏捷和机智，所以它是酒令中最能展示饮者才思的项目。例如，唐朝使节出使高丽，宴饮中，高丽一人行酒令即应对曰："许由与晁错争一瓢，由曰'油葫芦'，错曰'错葫芦'。"名对名，物对物，唐使臣应对得体，同时也可以看出高丽人熟识中国文化。《红楼梦》第四十回写到鸳鸯作令官喝酒行令的情景，描写的是清代上层社会喝酒行雅令的风貌。

通令的行令方法主要掷骰、抽签、划拳、猜数等。通令很容易造成酒宴中热闹的气氛，因此较流行。但通令搯拳奋臂，叫号喧争，有失风度，显得粗俗、单调、嘈杂。

饮酒行令，不光要以酒助兴，有下酒物，而且往往伴之以赋诗填词、猜谜行拳之举，它需要行酒令者敏捷机智，有文采和才华。因此，饮酒行令既是古人好客传统的表现，又是他们饮酒艺术与聪明才智的结晶。

饮酒行令，是中国人在饮酒时助兴的一种特有方式。酒令由来已久，开始时可能是为了维持酒席上的秩序而设立"监"。汉代有了"觞政"，就是在酒宴上执行觞令，对不饮尽杯中酒的人实行某种处罚。在远古时代就有了射礼，为宴饮而设的称为"燕射"，即通过射箭，决定胜负，负者饮酒。古人还有一种被称为投壶的饮酒习俗，源于西周时期的射礼。酒宴上设一壶，宾客依次将箭向壶内投去，以投入壶内多者为胜，负者受罚饮酒。《红楼梦》第四十回中鸳鸯吃了一盅酒，笑着说："酒令大如军令，不论尊卑，唯我是主，违了我的话，是要受罚的。"总的说来，酒令是用来罚酒的，但实行酒令最主要的目的是活跃饮酒时的气氛。何况酒席上有时坐的都是客人，互不认识是很常见的，行令就像催化剂，顿使酒席上的气氛活跃起来。

行酒令的方式可谓是五花八门。文人雅士与平民百姓行酒令的方式自然大不相同。文人雅士常用对诗或对对联、猜字或猜谜等，一般百姓则用一些既简单又不需做任何准备的行令方式。

最常见也最简单的是"同数"，现在一般叫"猜拳"，即用手指中若干个手指的手姿代表某个数，两人出手后，相加后必等于某数，出手的同时，每人报一个数字，如果甲所说的数正好与加数之和相同，则算赢家，输者就得喝酒。如果两人说的数相同，则不计胜负，重新再来一次。

击鼓传花：这是一种既热闹又紧张的罚酒方式。在酒宴上宾客依次坐定位置。由一人击鼓，击鼓的地方与传花的地方是分开的，以示公正。开始击鼓时，花束就开始依次传递，鼓声一落，如果花束在某人手中，则该人就得罚酒。因此花束的传递很快，每个人都唯恐花束留在自己的手中。击鼓的人也得有些技巧，有时紧，有时慢，造成一种捉摸不定的气氛，更加剧了场上的紧张程度，一旦鼓声停止，大家都会不约而同地将目光投向接花者，此时大家一哄而笑，紧张的气氛一消而散。接花者只好饮酒。如果花束正好在两人手中，则两人可通过猜拳或其他方式决定负者。击鼓传花是一种老少皆宜的方式，但多用于女客。如《红楼梦》中就曾生动描述这一场景。

2. 中国酒文化和民俗

在我国古代，酒被视为神圣的物质，酒的使用，更是庄严之事，非祀天地、祭宗庙、奉佳宾而不用，形成远古酒事活动的俗尚和风格。随酿酒业的普遍兴起，酒逐渐成为人们日常生活的用物，酒事活动也随之广泛，并经人们思想文化意识的总结，使之程式化，形成较为系统的酒风俗习惯。这些风俗习惯内容涉及人们生产、生活的许多方面，其形式生动活泼、姿态万千。

酒与民俗不可分。诸如农事节庆、婚丧嫁娶、生期满日、庆功祭奠、奉迎宾客等民俗活动，酒都可作为中心元素。农事节庆时的祭拜庆典若无酒，缅怀先祖、追求丰收富裕的情感就无以寄托；婚嫁之无酒，白头偕老、忠贞不二的爱情无以明誓；丧葬之无酒，后人忠孝之心无以表述；生宴之无酒，人生礼趣无以显示；饯行洗尘若无酒，壮士一去不复返的悲壮情怀无以尽述。总之，无酒不成礼，无酒不成俗，离开了酒，民俗活动便无所依托。

早在夏、商、周三代，酒与人们的生活习俗、礼仪风尚就已紧密相连，并且公式化、系统化。当时，曲蘖的使用，使酿酒业空前发展，社会重酒现象日甚，反映在风俗民情、农事生产中的用酒活动非常广泛。

三代风俗礼制作为中国传统文化，它"集前古之大成，开后来之改政"（《中国文化史》），传承沿袭，不少风俗现象仍保留至今，近现代民间习尚的婚礼酒、丧葬酒、月米酒、生期酒、节日酒、祭祀酒等，都可在周代风俗文化的"八礼"中寻到头绪。时推风移，民俗活动因受社会政治、经济、文化发展的影响，其内容、形式乃至活动情节均有变化，然而，唯有民俗活动中使用酒这一现象则历经数代仍沿用不衰。

生期酒： 老人生日，子女必为其操办生期酒。届时，大摆酒宴，至爱亲朋、乡邻好友不请自来，携赠礼品以贺等。酒席间，要请民间艺人（花灯手）说唱表演。在贵州黔北地区，花灯手要分别装扮成铁拐李、吕洞宾、张果老、何仙姑等八个仙人，依次演唱，边唱边向寿星老献上自制的长生拐、长生扇、长生经、长生酒、长生草等物，献物既毕，要恭敬献酒一杯，"仙人"与寿星同饮。

婚礼酒： 提亲至定亲间的每一个环节中，酒都是常备之物。打到话（提媒）、取同意、索取生辰八字，媒人每去姑娘家议事，都必须捎带礼品，其中，酒是必不可少的。婚期定下，男家又备酒、肉、面、蛋、糖果、点心一应俱全，躬请姑娘的舅、姑、婆、姨，三亲四戚。成亲时，当花轿抬进男家大院，第一件事就要祭拜男家列祖列宗，烧酒、猪头、香烛摆上几案，新人双跪于下，主持先生口中念念有词，最后把猪头砍翻而将酒缓缓洒于新郎新娘面前。之后，过堂屋拜天地，拜毕，新人入洞房，共饮交杯酒，寄托白头相守、忠贞不二的爱情。洞房仪式完毕，新人要双双向参加婚礼酒宴者敬酒表示致谢。此时，小伙们少不了向新婚夫妇劝酒，高兴起来，略有放肆，逗趣、玩笑自在其间，婚礼酒宴充满民间特有的欢乐情趣。

月米酒： 妇女分娩前几天，要煮米酒一坛，一是为分娩女子催奶，一是款待客人。孩子满月，要办月米酒，少则三五桌，多则二三十，酒宴上烧酒管够，每人另有礼包一个，内装红蛋、泡粑等物。

祭拜酒： 涉及范围较宽，一般有两类。一是立房造屋、修桥铺路要行祭拜酒。凡破土动工，有犯山神地神，就要置办酒菜，在即将动工的地方祭拜山神和地神。鲁班是工匠的先师，为确保工程顺利，开工前要祭拜鲁班。仪式要请有声望的工匠主持，备上酒菜纸钱，祭拜以求保佑。工程中，凡上梁、立门均有隆重仪式，其中酒为主体。二是逢年过节、遇灾有难时，要设祭拜酒。除夕夜，各家各户要准备丰盛酒菜，燃香点烛化纸钱，请祖宗亡灵回来饮酒过除夕。此间，家人依长幼次序磕头，随即肃穆立候于桌边，三五分钟后，家长将所敬之酒并于一杯，洒于餐桌四周，祭拜才算结束，全家方得起勺用餐。在民间，心有灾难病痛，认为是得罪了神灵祖先，于是，就要举行一系列的娱神活动，乞求宽免。其形式仍是置办水酒菜肴，请先生（也有请花灯头目）到家里唱念一番，以酒菜敬献。祭拜酒因袭于远古对祖先诸神的崇拜祭奠。在传统意识中，认为万物皆有神，若有扰神之事不祭拜，就不会清静（祭拜酒中的一些现象，因属糟粕一类，在民众中已逐渐消失）。

3. 各民族的酒文化

各民族的酒文化也各不相同，酒礼也不尽相同。

藏族人好客，用青稞酒招待客人时，先在酒杯中倒满酒，端到客人面前，这时，客人要用双手接过酒杯，然后一手拿杯，另一手的中指和拇指伸进杯子，轻蘸一下，朝天一弹，意思是敬天神，接下来，再来第二下、第三下，分别敬地、敬佛。这种传统习惯是提醒人们青稞酒的来历与天、地、佛的慷慨恩赐分不开，故在享用酒之前，要先敬神灵。在喝酒时，藏族人民的约定风俗是：先喝一口，主人马上倒酒斟满杯子，再喝第二口，再斟满，接着喝第三口，然后再斟满。往后，就得把满杯酒一口喝干了。这样做，主人才觉得客人看得起他，客人喝得越多，主人就越高兴。说明主人的酒酿得好。藏民族敬酒时，对男客用大杯或大碗，敬女客则用小杯或小碗。

壮族人敬客人的交杯酒并不用杯，而是用白瓷汤匙，两人从酒碗中各舀一匙，相互交饮。主人这时还会唱起敬酒歌："锡壶装酒白涟涟，酒到面前你莫嫌，我有真心敬贵客，敬你好比敬神仙。锡壶装酒白瓷杯，酒到面前你莫推，酒虽不好人情酿，你是神仙饮半杯。"

西北裕固族待客敬酒时，都是敬双杯。主人不论客人多少，只拿出两只酒杯，在场的主人轮番给客人敬双杯。布依族人民在社交中很讲究礼仪，其特点是诚恳相待，注重精神文明。佳节与喜庆，亲友们互相走访，主人必先捧酒招待宾客，客人也尊敬主人，显得彬彬有礼。吃饭时还要用酒歌来表达宾主之间的相互问询与祝福。主人在歌中对宾客的来临表示热烈欢迎；客人也以歌相答，对主人的热情款待表示衷心感谢。歌词内容包含着团结互助、友好往来的精神，还带有一种农家淳厚、简朴、恬适的古风。较常唱的歌如

《酒歌》《吃酒歌》《敬酒歌》《谢酒歌》《问酒歌》《祝贺》《要筷子歌》《敬老人歌》《客人来要请坐》《赞歌》《问姓歌》等。

由于布依族是一个喜饮酒、喜唱歌的民族，因此产生了劝酒歌、定亲歌、送亲歌、接亲歌、起房歌、老人歌等酒歌，这些酒歌朴实大方，讲礼好客，以多姿多彩的艺术形式，生动而有力地反映了布依族人民的社会生活，反映了他们特有的生活方式、风俗习惯，以及他们勤劳俭朴的高尚品德和美好的心灵。

人世间无论是喜酒，还是苦酒、闷酒，都能融洽人们的感情，满足人们精神文化生活的需要，和人类结下了不解之缘。酒文化与中国的经济、政治、文学艺术息息相通。同样，酒文化和中医学的发展也是极为密切的。

二、酒的起源

酒的起源在我国极古，在甲骨文和金文里就有许多关于酿酒的资料记载。在甲骨文中有"鬯其酒"，在卜辞中有"卜鬯贞"，在金文里有"锡汝鬯一卣"之句。《诗经·大雅·江汉》也有"秬鬯一卣"之句。郑康成注释："秬鬯，黑黍酒也，谓之鬯者，芬芳条鬯也。"汉·班固《白虎通义·考黜》解释为："鬯者，以百草之香，郁金合而酿之成为鬯。"可见甲骨文所载的"鬯其酒"应是芳香的酒，而且是药酒。这是文字记载中最古老的酒，并且和中医药学有密切关系。

关于人工酿酒的起始年代，则传说更古。最早见于《素问》，其中载有黄帝与岐伯讨论制造醪醴的问题。晋人江统著《酒诰》也称"酒之所兴，肇自上皇"，所谓上皇，可能就是指"三皇""五帝"。《战国策·魏策》记载："昔者帝女令仪狄作酒而美，进之于禹，禹饮而甘之，曰：'后世必有亡国者。'遂疏仪狄而绝旨酒。"《世本》也有："仪狄始作酒醪，变五味。"《事物纪原》也有"少康作秫酒"的记载。许慎《说文解字》称："少康作箕帚，秫酒，少康者，杜康也。"相传仪狄是夏禹时代人，杜康是殷商时代人，说明夏代以前已有酿酒技术了。

考古学也证明我国的谷物酿酒技术，最迟也在殷商时期出现了。从这一时代出土的文物中，发现了许多专用的酒器，有盛酒用的尊、壶、卣，有冲酒的盂，有煮酒的爵、角、斝，有饮酒用的觚、觯。还发现有整套的专用酒器，如陕西宝鸡出土的一套西周酒器，有一尊二卣，一盂四觯，一觚一斝一勺。河南省安阳北面的殷墟遗址中，出土过一套殷代的酒器，其中有一角二斝，一觚二觯，一卣二爵。从这些出土的酒器品种和数量推测，殷商时期饮酒之风很盛行，而且酿酒技术也很发达。

在郑州二里岗，河北省藁城台西村商代中期遗址中，还发现有酿酒遗址，尤其在台西村还发现一座比较完整的酿酒作坊，坊内出土了大量的陶器，主要是盛器和容器，如瓮、大口缸、垒等。这些出土文物说明，大约在五千年前的龙山文化早期，我们的祖先就开始酿酒了。

西汉·刘安的《淮南子》又称："清醠之美，始于耒耜。"表明酿酒的起源和农业兴起有关。考古学家在浙江省余姚县发现的新石器遗址"河姆渡文化"，其生活特征已经从植物的种植发展为原始的农业，据此推测，我国酒的酿造则有近 7000 年的历史了。

至于描写饮酒趣事的文字，在反映西周到春秋人民生活和社会风貌的《诗经》中就已多见了。如《诗经·豳风·七月》："十月获稻，为此春酒，以介眉寿……十月涤场，朋酒斯飨，曰杀羔羊。"《诗经·小雅·伐木》："有酒湑我，无酒酤我，坎坎鼓我，蹲蹲舞我；迨我暇矣，饮此湑矣。"这是描写当时农民喜庆丰收或劳动之余，大家欢聚一堂，饮酒言欢的景象。由于周代社会上饮酒之风盛行，所以当时的统治者很重视对"酒"的管理，专设"酒官"对酿酒业进行监管。如《周礼·天官》中有"酒正掌酒之政令"的记载。

《吕氏春秋》中有"越王之栖于会稽（今绍兴地区），有酒投江，民饮其流而战气百倍"之说，足见在公元前 200 年左右，会稽地区酒的产量之多和饮酒人之众。另据《吴越春秋》记载："吴公子光设酒宴王僚，酒甜。"《吴越春秋》是汉·赵晔的作品，记录的是吴国自太伯至夫差，越国自无余至勾践的历史事件，至今亦有 2500 年之远了。

关于酒的种类，屈原《楚辞》中有酎清、桂浆、瑶浆、蜜酌、琼浆等名酒。汉·戴圣辑录的《礼记》所载的酒类更多，如醴酒、元、清酎、醴酨、澄酒、粢醍、旧泽、酏等，这些酒在西汉前已很常见。比起殷商时期只有甜酒和香酒来说，品种增多，说明当时酿酒业又有了很大发展。

1974 年，从河北省平山县中山国王战国墓中发现的距今约 2200 年前的古酒，分别贮存在一圆一扁的密闭青铜瓶里，一呈翠绿色、透明，一呈黛绿色，两瓶共 10 多斤，是世界上最古老的陈酿美酒。这种古酒的发现，更加证明我国的酿酒史至少有数千年的历史了。

还有一种说法，认为酒是无意中发现的，是粮食、果物自然发酵的结果。晋·江统《酒诰》中说："有饭不尽，委余空桑，郁积成味，久蓄气芳，本出于此，不由奇方。"众所周知，含淀粉多的谷类如粟、麦、稻、高粱等都是酿酒的原料，野果类如葡萄、苹果、山梨、枇杷等含有单糖类，易被酒化酵素转化生成酒，即葡萄酒、苹果酒等。在自然界中使糖发酵成酒的酵母菌是普遍存在的，遇到适宜的自然条件，即可使含单糖类的水果发酵成酒。忽思慧《饮膳正要》就说："葡萄久贮亦自成酒，芳甘酷烈，此真葡萄酒也。"元代诗人元好问的《蒲桃酒赋》里也有关于野葡萄天然发酵成酒的记载："贞祐中，邻里一民家避寇自山中归，见竹器所贮葡萄在空盘上，枝蒂已干而汁流入盘中，熏然有酒气，饮之良酒也。"可见，野果自然发酵成酒，不仅符合科学道理，而且也是完全可能的。

三、酒的药用史

酒的出现给人们的饮食文化生活增添了无穷的趣事，几千年来，逐渐形成了多彩的酒文化，丰富了中国饮食文化的内容。在我国最早的文字甲骨文中就有"鬯其酒"的记载，汉·班固认为此酒是用百草酿制的药酒。酒文化从其诞生起就始终和中医学密切相关，二者相互促进、渗透，给酒文化增加了新的内涵，给中医学增加了新的内容。

此外，古代医生治病疗疾，也多和酒有关。许慎《说文解字》说："醫，治病工也，从酉。"酉即指酒，还称："医之性，然得酒而使""醫，病声，酒所以治病也。"可见"医"是用患者的病痛声音和治病时不可缺少的酒二者会意而成的。因此，酒在中医药学中是占有一定位置的。

历代医家用酒治疗疾病的案例很多。西汉司马迁编著的《史记·扁鹊仓公列传》在记述扁鹊给齐桓候治病时称："其在肠胃，酒醪之所及也。"扁鹊是春秋时代的名医，说明远在 2500 年以前，酒醪已被应用于治病疗疾了。在《史记·扁鹊仓公列传》中，还收集了西汉名医淳于意选的 25 个医案，其中有两个医案是用药酒治疗的。一个是济北王患病，淳于意认为是"风瘚胸满"病，以三石药酒治之而愈。另一个是菑川王美人患难产症，淳于意诊后，用莨菪药一小撮配酒服，即产一婴孩。药酒合用，在 2000 年前还被用来预防疾病。如相传三国时名医华佗所创制的屠苏酒，其方是用酒浸泡大黄、白术、桂枝、防风、山椒、乌头、附子等制成。当时民俗，每于除夕之夜，男女老少均饮屠苏酒以预防瘟疫时行病。

《黄帝内经》对酒的治疗作用也很重视。其中很多篇中都论及酒，对酒的性质、功能及酒对人体生理的影响，都有较为详尽的论述，并且还另立专篇讨论。《素问·汤液醪醴论》，专门探讨汤液醪醴的制法和治疗作用，其称："上古圣人作汤液醪醴，为而不用，何也？岐伯曰：自古圣人之作汤液醪醴者，以为备耳……邪气时至，服之万全。"杨上善注："醪，汁滓酒，醴，宿酒也。"王冰则说："醪醴，皆酒之属也。"此篇是研究酒和医学关系内容的专论。

关于酒的特性，《灵枢·营卫生会》称："酒者，熟谷之液也，其气悍以清，故后谷而入，先谷而液出焉。"《素问·厥论》也认为："酒气盛而慓悍。"说明酒具有气味刚烈、辛窜、善走的特征。酒性刚烈、辛窜，所以饮酒后能使人肝气横逆，壮胆助威，《灵枢·论勇》名之曰"酒悖"，并对其进行了惟妙惟肖的描写："其入于胃中，胃胀气，上逆，滞于胸中，肝气胆横，当是之时，固比于勇士，气衰则悔，与勇士同类，不知避之。"即使是胆小怕事的人，饮酒之后，酒气上冲，增气提神，助威壮胆，在酒力的作用下，把自己看作和勇士一样，去做勇士一样的行为，酒劲过后则又自悔，和现代人酗酒行为失控一样。两千多年前的古代医学家就已经深深了解到酒的兴奋、麻醉作用，不能不令今人叹服。

酒性刚烈、辛窜，古代医生借此特性多用来治疗血脉痹阻、经络循行不畅，病在里的疾患。《素问·血气形志》说："经络不通，病生于不仁，治之以按摩醪酒。"《素问·玉版论要》也说："其之见浅者，汤液主治，十日已；其见之深者，必齐之主治，二十一日已；其见大深者，醪酒主治，百日已。"此外，《素问·病能论》还论及了"酒风病"。可见酒不仅是人们饮食文化生活中不可缺少的一部分，而且渗透进中医学。酒不仅影响到人体的病理、生理，而且成为人们治病疗疾的工具。酒和中医学相融合，成为中医药学的一部分。

《五十二病方》中也有关于用酒疗疾的记载。如治"伤痉"则说：熬"盐令黄……卒醇酒中，入即出，蔽以布，以熨头。"《五十二病方》中最常用的剂型是"丸剂"，但没有"水丸"或"蜜丸"，其丸剂的制法有四，其中有以酒制丸内服及制成丸剂粉碎入酒吞服。涉及酒者，占其常用剂型之半，可以窥见当时酒在中医药学的重要位置。

《神农本草经》作者也非常注意酒的药理作用和药性，指出："药有宜丸者，宜散者，宜水煎者，宜酒渍者，宜膏煎者，亦有一物兼宜者，亦有不可入汤酒者，并随药性，不可违越。"规定了中药制剂加工处理原则，应严格掌握用酒的尺度，使酒和药性有效地结合在一起，更迅速有效地发挥中药的作用，达到治疗目的。说明汉代以前，医药学家已相当熟练地掌握了用酒治病疗疾的特点。

历代医家对酒的药理和药用都很精通，在治疗实践中多习用酒。《伤寒杂病论》的作者，汉代著名医学家张仲景就是用酒大家。书中所载的处方，其中不少是和酒有关的方剂。无论是外治六经病证的处方，还是内调五脏杂病的遣药，均有用酒的地方。

张仲景用酒之法，较前人又有创新。他依据病位不同，用酒的方法也不同，或用酒浸药，或用酒洗药，或水酒同煮药，以增加药物疗效。如治疗"伤寒，脉结代，心动悸"的炙甘草汤，以"清酒七升，水八升"共煮；治疗"手足厥寒，脉细欲绝者""若其人内有久寒者"的当归四逆加吴茱萸生姜汤是"水六升，清酒六升"共煮；治疗"妇人三种下血"的胶艾汤方是"以水五升，清酒三升"共煮。以上是水酒共煮法。

还有以酒代水煮药法。如治疗"胸痹之病"的瓜蒌薤白白酒汤，是以"白酒七升"煮药；治疗"胸痹不得卧，心痛彻背者"的瓜蒌薤白半夏汤，是以"白酒一斗"煮药；治疗"妇人六十二种风及腹中血气刺痛"的红兰花酒，"以酒一大升"煎药。

此外，还有以酒送服药丸或散剂的服法。如治疗"脚气上入，少腹不仁"的八味丸，治疗"虚劳诸不足，风气百疾"的薯蓣丸，治疗"寒气厥逆"的赤丸，治疗"九种心痛"的九痛丸，治疗"五劳虚极羸瘦，腹满不能食""缓中补虚"的大黄䗪虫丸，治疗"大风四肢烦重，心中恶寒不足者"的侯氏黑散，治疗"男子失精，腰膝冷痛"的天雄散，治疗"带下经水不利，少腹满痛，经一月再见者"的土瓜根散，治疗"妇人怀娠，腹中疞痛"的当归芍药散，以及"妇人妊娠"宜常服的当归散、"妊娠养胎"的白术散都属于此类用法。

另外还有"以酒一升，煎一丸，取八合顿服之"的下瘀血汤，"以酒一杯，浸之一宿，绞取汁"然后和地黄汁合服的防己地黄汤，以及大承气汤、小承气汤、调胃承气汤及抵当汤中的大黄，均先以酒洗，然后再和其他药共煮。可见张仲景在治病疗疾中用酒之广、方法之多，说明汉以前古人对酒作药用的重视和认识之深。

酒能强身治病，也能伤身致病。名医扁鹊说："久饮酒者溃髓蒸筋，伤神损损寿。"唐代以嗜酒知名的白居易说："嘉肴与旨酒，信是腐肠膏。"元代忽思慧《饮膳正要》云："饮酒过多，丧身之源。"为此，张仲景还详细地论述了用酒的宜忌。如在《金匮要略》中告诫人们，饮酒汗出当风可致历节病；嗜酒过度，湿热内蕴可致酒疸；极饮过度令人吐衄，都是饮酒不当所产生的疾病。在《伤寒论》中，他还明确指出服桂枝汤后当"禁生冷、黏滑、肉面、五辛、酒酪、臭恶等物"，把酒列为一些病证的禁忌之品，从反面示人必须正确使用酒，足见酒在中医学中的位置。

古人对饮酒养生早有认识。《诗经·豳风》有"为此春酒，以介眉寿""称彼兕觥，万事无疆"。上句的意思：用酒帮助长寿；下句的意思：举酒杯敬酒祝长寿。最初，古人认为品质较高、有利于延年益寿的酒主要有黄酒、葡萄酒、桂花酒、菊花酒、椒酒等。如黄酒含有丰富的氨基酸、多种糖类、有机酸、维生素等，发热量较高，自古至今一直被视为养生健身的"仙酒""珍浆"；葡萄酒含有较多的糖分和矿物质及多种氨基酸、柠檬酸、维生素等营养成分，《新修本草》已将葡萄列为补酒，认为它有"暖腰肾、驻颜色、耐寒"的功效，后来才发展到白酒及以白酒为原料的各种药酒。中国药酒的主要特点是在酿酒过程中或在酒中加入了中草药，从药酒的使用方法上分，可将药酒分为内服、外用、既可内服又可外用等三大类。

滋补酒用药讲究配伍，根据其功能，可分为补气、补血、滋阴、补阳和气血双补等类型。《博物志》曾记载道："昔有三人冒雾晨行，一人饮酒，一人饱食，一人空腹。空腹者死，饱食者病，饮酒者健。此酒势辟恶，胜于他物之故也。"从这则记载可以看到酒对于健康的作用，但更能说明酒与药之密切关系的内在因素还可从以下几点得到发掘。

食药合一：药往往味苦而难于被人们接受，但酒却是普遍受欢迎的食物，酒与药的结合，弥补了药味苦的缺陷，也改善了酒的风味，相得益彰。经常服药，人们从心理上难以接受，但将药物配入酒中制成药酒，经常饮用，既强身健体，又享乐其中，却是人生一大快事。酒为百药之长，《汉书·食货志》中说："酒，百药之长。"这可以理解为在众多的药中，酒是效果最好的药；另一方面，酒还可以提高其他药物的效果。酒与药有密不可分的关系，在远古时代，酒就是一种药，古人说"酒以治疾"。古人酿酒目的之一是作药用的。可见在古代，酒在医疗中的重要作用。远古的药酒大多是酿造成的，药物与酒醪混合发酵，在发酵过程中，药物成分不断溶出，才可以被充分利用。我国各时期的药酒从原料到功用都有所不同。

1. 远古时期的药酒

殷商的酒类，除了"酒""醴"之外，还有"鬯"。鬯是以黑黍为酿酒原料，加入郁金香草（也是一种中药）酿成的，这是有文字记载的最早药酒。鬯除了常用于祭祀和占卜之外，还具有驱恶防腐的作用。《周礼》中还记载："王崩，大肆，以鬯。"也就是说帝王驾崩之后，用鬯酒洗浴其尸身，可较长时间地保持不腐。

在长沙马王堆三号汉墓中出土的一部医方专书，后来被称为《五十二病方》，据认为是公元前3世纪末秦汉之际的抄本，其中用到酒的药方不下于35个，其中至少有5方可认为是酒剂配方，用以治疗蛇伤、疽、疥瘙等疾病。其中有内服药酒，也有供外用的。

《养生方》是马王堆汉墓中出土的帛书之一，其中共有6种药酒的酿造方法，但可惜这些药方文字大都残断，只有"醪利中"较为完整，此方共包括了十道工序。

但值得强调的是，远古时代的药酒大多数是将药物加入到酿酒原料中一块发酵，而不是像后世常用的浸渍法。其主要原因可能是远古时代的酒保藏不易，浸渍法容易导致酒的酸败，药物成分尚未溶解充分，酒就变质了。采用药物与酿酒原料同时发酵，由于发酵时间较长，药物成分可充分溶出。

我国医学典籍《黄帝内经》中的《素问·汤液醪醴论》专篇指出："自古圣人之作汤液醪醴，以为备耳。"意思是说古人之所以酿造醪酒，是专为药而备用的。

《黄帝内经》中有"左角发酒"，治尸厥；"醪酒"治经络不通，病生不仁；"鸡矢酒"治臌胀。

2. 汉代至唐代之前的药酒

采用酒煎煮法和酒浸渍法起码始于汉代。在汉代成书的《神农本草经》中有如下一段论述："药性有宜丸者，宜散者，宜水煮者，宜酒渍者。"用酒浸渍，一方面可使药材中的一些药用成分的溶解度提高，另一方面，酒行药势，疗效也可提高。汉代名医张仲景的《金匮要略》一书中，就有多例浸渍法和煎煮法的实例。"鳖甲煎丸方"，以鳖甲等二十多味药为末，取煅灶下灰一斗，清酒一斛五斗，浸灰，候酒尽一半，着鳖甲于中，煮令泛烂如胶漆，绞取汁，内诸药，煎为丸。还有一例"红蓝花酒方"，也是用酒煎煮药物后供饮用。《金匮要略》中还记载了一些有关饮酒忌宜事项，如"龟肉不可合酒、果子食之""饮白酒，食生韭，令人病增""夏月大醉，汗流，不得冷水洗着身及使扇，即成病""醉后勿饱食，发寒冷"。这些实用知识对于保障人们的身体健康起了重要的作用。南朝齐梁时期的著名本草学家陶弘景，总结了前人采用冷浸法制备药酒的经验，在《本草集经注》中提出了一套冷浸法制药酒的常规："凡渍药酒，皆须细切，生绢袋盛之，乃入酒密封，随寒暑日数，视其浓烈，便可漉出，不必待至酒尽也。滓可暴燥微捣，更渍饮之，亦可散服。"这段话注意到了药材的粉碎度、浸渍时间及浸渍时的气温对于浸出速度、浸出效果的影响。并提出了多次浸渍，以充分浸出药材中的有效成分，从而弥补了冷浸法本身的缺陷，如药用成分浸出不彻底、药渣本身吸收酒液而造成的浪费。从这段话可看出，当时药酒的冷浸法已达到了较高的技术水平。

热浸法制药酒的最早记载大概是北魏《齐民要术》中的一例"胡椒酒"，该法把干姜、胡椒末及安石榴汁置入酒中后，"火暖取温"。尽管这还不是制药酒，当作为一种方法在民间流传，故也可能用于药酒的配制。热浸法确实成为后来药酒配制的主要方法。

酒不仅用于内服药，还用来作为麻醉剂，传说华佗用的"麻沸散"，就是用酒冲服。华佗发现醉汉治伤时，没有痛苦感，由此得到启发，从而研制出"麻沸散"。

3. 唐宋时期的药酒

唐宋时期，药酒补酒的酿造较为盛行。这一期间的一些医药巨著如《备急千金要方》《外台秘要》《太平圣惠方》《圣济总录》都收录了大量药酒和补酒的配方和制法。如《备急千金要方》卷七设"酒醴"专节，卷十二设"风虚杂补酒，煎"专节。《千金翼方》卷十六设"诸酒"专节。《外台秘要》卷三十一设"古今诸家酒方"专节。宋代《太平圣惠方》所设的药酒专节多达六处。除了这些专节外，还有大量的散方见于其他章节中。唐宋时期，由于饮酒风气浓厚，社会上酗酒者也渐多，解酒、戒酒似乎也很有必要，故在这些医学著作中，解酒、戒酒方也应运而生。有人统计过，在上述四部书中，这方面的药方达一百多例。

唐宋时期的药酒配方中，用药味数较多的复方药酒所占的比重明显提高，这是当时的显著特点。复方的增多表明药酒制备整体水平的提高。

唐宋时期，药酒的制法有酿造法、冷浸法、热浸法，以前两者为主。《圣济总录》中有多例药酒采用隔水加热的"煮出法"。

4. 元明清时期的药酒

元明清时期，随着经济、文化的进步，医药学有了新的发展。药酒在整理前人经验、创制新配方、发展配制法等方面都取得了新的成就，使药酒的制备达到了更高的水平。

这一时期，我国已积累了大量医学文献，前人的宝贵经验受到了元明清时期医家的普遍重视，因而，在这一时期出版了不少著作，为整理前人的经验做出了重要的贡献。《饮膳正要》是我国的第一部营养学专著，共三卷，天历三年（1330）刊。

忽思慧为蒙古族营养学家，任宫廷饮膳太医时，将累朝亲侍进用奇珍异馔、汤膏煎造，及诸家本草、名医方术，并日所必用谷肉果菜，取其性味补益者，集成一书。书中关于饮酒避忌的内容是很有道理的，具有重要的价值。书中的一些补酒，虽没有详细记载，但都是颇为有效的，在《本草纲目》中有详细记载。

明代伟大的医学家李时珍写成了举世闻名的巨著《本草纲目》，共五十二卷，万历六年（1578）成书。该书集明及之前历代我国药物学、植物学之大成，广泛涉及食品学、营养学、化学等学科。该书在整理附方时，收集了大量前人和明代人的药酒配方。卷二十五"酒"条下，设有"附诸药酒方"的专目，他本着"辑其简要者，以备参考。药品多者，不能尽录"的原则，辑药酒 69 种。除此之外，《本草纲目》在各药条目的附方中，也往往附有药酒配方，内容丰富，据有人统计，《本草纲目》中共计药酒方约为 200 种。这些配方大多数是便方，具有用药少、简便易行的特点。《遵生八笺》是明代高濂所著的养生食疗专著，共十九卷，约成书于万历十九年（1591）。全书 40 多万字，分为八笺，以却病延年为中心，涉及医药气功、饮馔食疗、文学艺术等。其中的《饮馔服食笺》共有三卷，收酿造类内容 17 条。酿造类中的碧香酒、地黄酒、羊羔酒等，均为宋代以来的名酒，其中一些是极有价值的滋补酒。此外在《遵生八笺》的《灵秘丹药笺》中还有 30 多种药酒。《随息居饮食谱》是清代王孟英所编撰的一部食疗名著，共一卷，咸丰十一年（1861）刊行。书中的"烧酒"条下附有 7 种保健药酒的配方，并述其制法和疗效。这些药酒大多以烧酒为酒基。与明代以前的药酒以黄酒为酒基有明显的区别。以烧酒为酒基，可增加药中有效成分的溶解。这是近现代以来，药酒及滋补酒类制造上的一大特点。明代朱橚等人的《普济方》、方贤的《奇效良方》、王肯堂的《证治准绳》等著作中辑录了大量前人的药酒配方。明清时期也是药酒新配方不断涌现的时期。明代吴旻的《扶寿精方》，龚庭贤的《万病回春》和《寿世保元》，清代孙伟的《良朋汇集经验神方》，陶承熹的《惠直堂经验方》，项友清的《同寿录》，王孟英的《随息居饮食谱》等，都记载着不少明清时期出现的新方。这些新方有两个值得提出的特点：①补益性药酒显著增多。在《万病回春》和《寿世保元》两书中，记载药酒近 40 种，补益为主的药酒占有显著地位，如八珍酒、扶衰仙凤酒、长生固本酒、延寿酒、延寿瓮头春酒、长春酒、颜酒等都是配伍较好的补益性药酒，有较大的影响。吴、龚二氏辑录的药酒方，对于明清时期的补益性药酒的繁荣起了积极的作用。在前面所列的清代书目中，也记载着数目可观的补益性酒，其中的归圆菊酒、延寿获嗣酒、参茸酒、养神酒、健步酒等都是较好的补益性药酒。与明清以前的药酒相比，这一时期可说是补益药酒繁荣的时期。②慎用性热燥热之药。唐宋时期的药酒，常用一些温热燥烈的药物，如乌头、附子、肉桂、干姜等。这样的药物如果滥用，往往会伤及阴血。金元时期我国医学界学术争鸣十分活跃，滥用温燥药的风气受到许多著名医家的批评，这对明清时期的医学有深刻的影响，故明清的很多药酒配方采用平和的药。

四、酒的药理作用

我国历代医家在长期的医疗实践中，对酒的药理和药性有深刻的认识。酒是谷类和曲所酿成的流质，其质清，其气悍，刚烈而辛窜。其性味正如《名医别录》所言：苦、甘、辛、大热。至于其药理作用，历代医家都有详尽的论述。《名医别录》认为酒能"行药势，杀百邪恶毒气"。孙思邈《千金要方·食治》认为酒有"止呕哕、摩风瘰（治）腰膝疼痛"的功效。孟诜《食疗本草》认为酒可"养脾气、扶肝、除风下气"，尤其春酒"常服令人肥白"。陈藏器《本草拾遗》认为酒具有"通血脉、厚肠胃，润皮肤、散湿气，消忧发怒、宣言畅意"的作用，而酒糟则具有"温中消食，除冷气，杀腥，去草、菜毒，润皮肤，调脏腑"的作用。《日华子诸家本草》认为酒有"开胃下食，暖水脏，温肠胃，消宿食，御风寒，杀一切蔬菜毒"的功效。李时珍《本草纲目》认为酒"和血养气，暖胃辟寒，发痰动火"，而烧酒作用更效，可"消冷积寒气，燥湿痰，开郁结，止水泄，治霍乱疟疾噎膈，心腹冷痛，阴毒欲死……利小便，坚大便，洗赤目肿痛"。班固在《前汉书·食货志》中对酒更是推崇备至，把酒称为"百药之长"。

中医用酒治病，历史悠久，并且历代用酒于治疗中有不断的发展。现代认为，酒的药理作用主要有以下几个方面。

1. 活血通脉，祛风逐寒

酒具有活血通脉、舒筋活络、祛风逐寒的作用。李时珍称酒能"通血脉"。历代医学家在增强中药活瘀、通利血脉的作用时，往往加用酒服，如活血理血的七厘散、失笑散、生化汤及活血理气的金铃子散等，或佐以酒煎，或以酒送服药末，都意借酒的辛热、走窜之性以助药力，从而达到通利血脉、活血通络的作用。再如张仲景的瓜蒌薤白白酒汤，主治胸阳不振，阴乘阳位的胸痹，方中利用白酒升散之力以开胸散结、温运阳气，至今也是临床常用的治疗冠心病心绞痛的有效方剂。

另外，民间对于跌打损伤、瘀滞肿痛者，常习饮热黄酒或适量葡萄酒，以活血散瘀止痛，经验证明确有良好疗效。

2. 酒制升提，主行药势

王好古《汤液本草》云："酒能行诸经不止，与附子相同。味之辛者能散，味苦者能下，味甘者居中而缓也。为导引，可以通行一身之表，至极高分。"《名医别录》谓酒"主行药势"，《本草蒙荃》说"酒制升提"，说明药物经过酒的炮制处理后，可导引药势直达病所，增加药物功效。李东垣对此深有体会，在《药物法象》中说："黄芩、黄连、黄柏、知母，病在头面及手梢皮肤者，须用酒炒之，借酒力以上腾也。咽之下，脐之上，须酒洗之。在下生用。"再如普济消毒饮，李东垣用此治疗大头瘟疫。此病病位在上，病势向外，应因势利导，疏散上焦风热之邪，清解头面之疫毒，故方中重用黄连、黄芩而又酒炒，目的是令其药势上腾，以清泄上焦之热毒，直达病所。朱丹溪在阐明三承气汤中大黄的不同用法时说："生用则通肠胃壅热，熟用则解诸疮毒泻心火……酒浸入太阳，酒洗入阳明，余经不用酒，盖酒浸良久，稍薄味，而借酒上升颠顶至高之分太阳经也。酒洗亦不至峻下，故承气汤俱用酒浸。"总之酒能"升提""行药势"又能"行经"。正如《医方集解》所说："加酒者欲其通行周身，使无邪不散也。"可见，酒可增强药物的治疗作用。

3. 改变药性，增强补益作用

《汤液本草》说："假酒力则微温大补。"在医疗实践中发现，酒能改变一些药物的药性，增强药物的补益功能。如生地黄性寒，功能养阴、凉血，经酒蒸后即为熟地黄，味甘性微温，其含糖量增高，地黄素、生物碱等有效成分在水中的溶解度增加，增强了地黄益肾滋阴养血、填精补髓的功能。再如何首乌，生用通便、解疮毒，经酒蒸制后，功能补肝肾、益精血、乌须发，改变了药理作用。又如女贞子，用黄酒蒸熟晒干用，补而不腻，补中有清，能增强有机酸类在水中的溶解度，使糖分含量增高，补益肝肾的功能加强。

4. 酒是中药炮制的重要辅料

酒是良好的有机溶剂，一般中药中的主要药效成分，如生物碱、挥发油等，皆易溶于酒中，所以，有些药物经酒制以后，易使药效成分释出，从而增加了药物的功效。如山茱萸滋补强壮的成分是一种树脂类物质，溶于酒而不溶于水，酒蒸以后，其溶解度增加而疗效增加，故山茱萸的传统炮制法多用酒蒸法。红花中含有黄色素、红花苷、异红花红色素等成分，经酒制后，色素浸出量提高约10%。当归内含有挥发油，经用酒炒后，药效成分在水中的溶解度增加，养血活血的功能增强。香附是"女科之主帅"，经用酒、醋加工炮制后，能增加其溶解度，使药效成分易于煎出，吸收增加，疗效增强。实验亦证明，酒制香附的水煎液能显著提高小白鼠的痛阈。以上都说明，酒是中药炮制的重要辅料。

5. 酒是调味品，具有健脾和胃、除湿矫味的作用

《本草拾遗》指出，酒可"厚肠胃、润皮肤、除湿气"，《金匮要略》治妊娠胎动不安，皆有脾虚失运，湿邪中阻之变，二方皆用酒服，以达醒脾除湿之功。在日常饮食活动中，酒也是必不可缺的调味品，既能解腥，也能去毒，还能使食物味鲜可口，健脾开胃，使人增加食欲。生活实践证明，少量饮酒可使唾液、胃液分泌增加，促进胃肠消化和吸收，对机体的血液循环亦有帮助，具有一定的保健和治疗作用。

总之，酒不仅是饮食生活中不可缺少的饮料，在中医学中也占有重要位置，具有散寒滞、开瘀结、消饮食、通经络、行气血、温脾胃、祛寒湿、养肌肤的功能。但，酒不能痛饮，更不可以用来逍遥作乐。李时珍在《本草纲目》中对酒作了以下客观的分析："酒，天之美禄也。面曲之酒，少饮则和血行气，壮神御寒，消愁遣兴；痛饮则伤神耗血，损胃亡精，生疾动火……若夫沉湎无度，醉以为常者，轻则致疾败行，甚则丧邦亡家而殒躯命。"还赫然写道"过饮不节，杀人顷刻"以警后人。总之，酒对人体健康有两面性，正如《养生要集》所说："酒者，既益人，亦能损人。"

五、正确认识药酒的功效

秋冬季节，很多人热衷于自制药酒，人参、枸杞、黄芪、海马、乌头……只要是滋补或治病的就敢泡着喝，在聚餐时还会拿出珍藏的药酒与亲友分享。其实，这样的做法并不科学，中药的化学成分和药理作用十分复杂，药酒的泡制应有专业中药师指导，饮用时也不能一次喝得太多，且每个人的体质不同，对药酒的适应性也不同。因此，自制药酒及饮用药酒须讲究科学，避免走入误区。药酒是选配适当中药，用适宜的白酒或者黄酒为溶媒，按一定的制作方法，浸渍出有效成分，通过沉淀、过滤、灭菌而制成澄明液体；或在酿酒过程中加入适宜的中药，经发酵酿造而成。药酒绝不是简单地把药材放入酒中浸泡即可，也不是随便可以饮用的，一定要在专业医师或药师的指导下，按照理、法、方、药，规范泡制，才能制出真正有效用的药酒。只有正确饮用药酒才能达到防病治病、保健强身的作用。

药酒有着特殊的治疗和保健作用，这在我国医学发展史上已经早有印证。《史记·扁鹊仓公列传》中就已指出："其在胃肠，酒醪之所及也。"并记载了先秦时期扁鹊用酒醪治疗胃肠疾病的方法。东汉·张仲景《伤寒杂病论》中载有："妇人六十二种风，及腹中血气刺痛，红兰花酒主之。"隋唐时期，药酒的使用更为广泛，孙思邈的《千金要方》，共有药酒方 80 余首，涉及内、外、妇科等。现代医学研究表明，适量饮用药酒可促进人体胃肠液分泌，帮助消化吸收，增强血液循环，促进组织代谢，增加细胞活力。药酒对风湿性关节炎、动脉粥样硬化、高脂血症、免疫功能低下及衰老等都有较好的治疗效果。同样，我们应认识到，药酒是由药材和酒组成，饮用不当也存在着许多毒副作用。过量饮用药酒可致脂肪代谢障碍，造成肝内脂肪堆积，出现酒精肝、肝硬化；还会损害胃黏膜和小肠的吸收功能，造成营养不良和贫血；还会破坏中枢神经系统，增加心脏负担等。时下，药酒品种繁多，良莠不齐，有的盲目夸大疗效，渲染为治百病的灵丹妙药，误导消费者。更有甚者，一些不通医药的冒名之士，胡乱调配药酒介绍给消费者，造成危害就更大了。因此，对药酒一定要一分为二来看，不可盲从乱饮。

1. 对药酒要辨证饮用

通常，药酒分为治疗性药酒和保健性药酒。治疗性药酒，必须对适应证、使用范围、使用方法、使用剂量和禁忌证有明确的严格规定，一般应当在医生的指导下选择服用。保健性药酒虽然不需要如同治疗性药酒那样进行严格要求，但是饮用仍应十分慎重。因为各人体质的寒热虚实不同，年龄的大小不同，对酒的耐受力不同，以及饮酒的季节不同等，饮药酒所产生的作用也不尽相同，所以也不能随便饮用。时下有些人对药酒选择不够重视，往往不经辨证而乱服，产生不良后果的现象屡见不鲜。应当明确，不管哪一种药酒都要根据身体需要，讲究辨证，选择适宜，正确饮用。

2. 因人而异，适量饮用

药酒适量饮用，可调和气血，通经活络，促进血液循环，促进新陈代谢，有其一定的好处。但是饮用不当或过量摄入会损害健康。明代李时珍明确指出："少饮则和血行气，壮神御寒，消愁遣兴；痛饮则伤神耗血，损胃失精，生痰动火。"由于人的性别、年龄、生活习惯、体质强弱，以及时令气候等不同，饮用药酒的量就要因人而异。在性别方面，妇女有经带胎产等生理特点，故在妊娠期、哺乳期就不宜饮用药酒。在行经期，若月经正常，就不宜饮用活血作用较强的药酒。在年龄方面，年老体弱者因新陈代谢较缓慢，在饮用药酒时应减量。儿童生长发育尚未成熟，脏器功能尚未健全，一般不宜饮用。

3. 注意禁忌

饮用药酒尽量避免同时服用其他药物，因为有些药物会加大酒精的毒性，或与药酒产生副作用，或影响药效。例如，降压药肼苯哒嗪、抗抑郁药异卡波肼（闷可乐）、利尿药依他尼酸（利尿酸）等，若与药酒同时服用，则会增强酒精的毒性；在服用抗惊厥药苯妥英钠、胰岛素和降糖药甲苯磺丁脲等同时饮用药酒则会影响药效；饮用药酒时同时服用地西泮（安定）、甲硝唑（灭滴灵）、氯氮草（利眠宁）、苯海拉明等则会增加这些药物的副作用。若患有肝病、高血压、心脏病及酒精过敏则应禁用或慎用药酒。同时饮用药酒还应注意忌口，禁房事，酒后忌洗澡。另外，还要注意区分是外用药酒还是内服药酒，不可混淆。

酒为百药之长，酒与中医有着密切的关系。中药泡酒在我国已有几千年的历史，《素问》中有"上古圣人作汤液醪醴"之说，醪醴就是治病的药酒。药酒一般随所用药物的不同而具有不同的性能，进补者有补血、滋阴、壮阳、益气的不同，治疗者有化痰、燥湿、理气、行血、消积的区别，因而不可一概用之。饮用药酒要根据人的体质、季节、地域、年龄、性别等不同来辨证饮用，尤其应注意避免以下 5 个误区。

（1）**药酒补酒不分**：服用药酒前须认清功效。通常药酒分为治疗性药酒和滋补性药酒两类。前者有特定的医疗作用，主要依据医生的处方或经验方来配制，有显著的临床疗效，其服用方法严格。市场上常见的则多为滋补酒，多具有养生保健作用，也要根据个人情况酌量服用。

（2）**药酒就菜进餐**：很多人在聚餐时会拿出精心泡制的药酒与亲友分享。这其实是不对的，药酒本身是有药效的，通常情况下不能在吃饭时服药，药酒的服用同样应遵守这一规则，吃饭时喝药酒不仅会对消化道产生刺激，还会影响药效的发挥。

（3）**喝药酒多多益善**：服药酒须控制剂量。古代医家曾明确指出："药酒补虚损，宜少服，取缓效。"服用药酒要根据个人对酒的耐受力，一般每次服用 15～30 毫升，早晚各饮 1 次或每日 3 次为宜。与过量服用白酒不同，大量服用药酒的后果与过量服用药品相同，将严重影响身体健康。

（4）**千人一方**：许多人见到药酒随意服。殊不知，选用药酒也应因人而异，气血双亏、脾气虚弱、肝肾阴虚者，应选用滋补类药酒，如五味子酒、十全大补酒、人参酒等。风寒、脑卒中后遗症（中风后遗症）者应饮用活血化瘀类药酒。风湿病患者可选用风湿药酒、五加皮酒、木瓜酒等祛风湿药酒。肾阳虚、勃起功能障碍者可选用鹿鞭壮阳酒、淫羊藿酒、参茸酒、海狗肾酒等壮阳药酒。

（5）**药酒越陈越好**：很多人误以为酒是陈的香，药酒也应泡得越久越好。事实并非如此，饮药酒要注意时效，储存得当，一般优质酒以储藏4~5年为最佳。如果继续储存，会使酒精度下降，酒味变淡，香气消失，药效也会受到影响。若出现大量沉淀物或已酸败变质，则绝对不能再饮用。

六、药酒漫话

在我国最早的文字甲骨文中就有"鬯其酒"的记载。据考证，这种酒是芳香的药酒。说明药酒的出现在我国是极古的。随着酿酒业和酒文化的发展，历代医家依据人们饮食文化生活对酒的需求，把酒的药理作用和中医药学融汇在一起，创制了不少药酒，不断地丰富和完善了我国的药酒事业。人类最初的饮酒行为虽然还不能称之为饮酒养生，但却与保健养生有着密切的联系。最初的酒是人类采集的野生水果在剩余的时候因适宜条件自然发酵而成的，由于许多野生水果本身就具有药用价值，所以最初的酒可以称得上是天然的"保健酒"，它对人体健康有一定的保护和促进作用。

酒有多种，其性味功效大同小异。一般而论，酒性温而味辛，温者能祛寒，辛者能发散，所以酒能疏通经脉、行气和血、蠲痹散结、温阳祛寒，能疏肝解郁、宣情畅意。又因为酒为谷物酿造之精华，故还能补益肠胃。此外，酒能杀虫驱邪、辟恶逐秽。《博物志》载：王肃、张衡、马均三人冒雾晨行。一人饮酒，一人饮食，一人空腹。空腹者死，饱食者病，饮酒者健。这表明"酒势辟恶，胜于作食之效也"。酒与药物的结合是饮酒养生的一大进步。

酒与药的结合产生了全新的酒品——保健酒。保健酒主要特点是在酿造过程中加入了药材，主要以

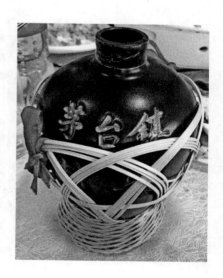

养生健体为主，有保健强身的作用，其用药讲究配伍，根据其功能可分为补气、补血、滋阴、补阳和气血双补等类型。

随着生活水平的提高，人们对健康的要求也越来越高，追求健康的方式也越来越多。保健酒作为一个全新的名词，正逐步走进人们的生活。其实，保健酒早在远古时期就已经出现，只是那时候它更多的是作为"药酒"被人们认知的。

在酿酒科学史上，药酒属于配制酒。中国的配制酒是我国劳动人民的一项伟大创造发明，药酒是世界上极珍贵的酒类之一。药酒的独特之处在于它具有中国大曲酒的风味，又含有中草药的芳香味道和药物成分，既可治病，又可防病，而且还可延年益寿。药酒是我国酒文化和中医药学的宝贵遗产。

我国酿造配制酒（药酒）的历史很悠久，有文字记载如晋代张华的《博物志·轻薄篇》中就有"花悟竹叶青，宜城九酝醴"之句。这是我国酿制竹叶青酒的较早记载。竹叶是中医药学中常用的药物，具有清心热和利水作用。山西竹叶青酒的历史也很早，梁简文帝肖纲诗中有"兰羞荐俎，竹酒澄芳"之句。山西竹叶青酒所用的配方为竹叶、陈皮、砂仁、零凌香、公丁香、紫檀香、广木香、香排草、香山奈、栀子、白菊花等，具有理气健胃、醒脾的作用。

到了唐代，有关配制酒（药酒）的记载也很多，如刘恂在《岭表录异》里有"南中醞酒，即先用诸药"的记载。孟诜在《食疗本草》中也有相关的记载："酒有紫酒、姜酒……及地黄（酒）、牛膝（酒）、虎骨（酒）、枸杞（酒）……"至宋代，药酒的制造已很发达。就连造酒的曲，也应用了很多中药，如朱肱的《北山酒经》就记载有 13 种药曲。如祠祭曲，配用了白术、川芎、白附子、瓜蒂、木香、地麻等药物；玉友曲，用辣蓼、勒母藤、苍耳、青蒿、桑叶等浸汁，合糯米粉而制成。其他尚有香桂曲、瑶泉曲、豆花曲，这些曲的制造工艺十分复杂，反映出宋代酿造药酒曲的水平。宋代田锡《翅本草》中记有全国许多名药酒，如广西的花蛇酒、江西麻姑酒等。在《东坡酒经》中，苏东坡仅写了 371 字，但深得当时南方酿酒要领，并且明确地使用了两种曲即酒药和风曲的混合发酵，而且书中还记载了"天门冬酒、桂酒"等。

到了明代，关于药酒的记载则更多了，仅李时珍《本草纲目》中就列有近70种药酒。如"去一切风湿痿痹，壮筋骨，填精髓"的五加皮酒，"治风虚，补腰膝"的女贞子酒，"和血脉，坚筋骨，止诸痛，调经水"的当归酒，"补虚弱，壮筋骨，通血脉，治腹痛，变白发"的地黄酒，"补虚弱，益精气，去冷风，壮阳道，止目泪，健腰脚"的枸杞酒，"治头风，明耳目，去痿痹，消百病"的菊花酒等。而且对每一种药酒都介绍了制法，如"润五脏，和血脉。久服除五劳七伤，癫痫恶疾"的天门冬酒，其制法为"冬月用天门冬去心煮汁，同曲、米酿成。初熟微酸，久乃味佳"。"治风疹风癣"的蜜酒制法为"用沙蜜一斤，糯饭一升，面曲五两，熟水五升，同入瓶内，封七日成酒"。把酒文化和中医学融汇成一体了。

至清代，由于服补药和饮补酒的风气盛行，药酒的酿造也有了长足的发展。有些药酒由于质优、味美和滋补作用而进入宫廷，深受帝王将相的青睐而成为御酒、王府酒，使药酒文化有了深层次的体现，出现了礼、雅、俗之别。明清时代御酒品种很多，有珍珠红、竹叶青、五味酒、长春酒、玉泉酒、莲花白、菊花白、桂花陈、玫瑰露等，其中莲花白、菊花白、桂花陈都是蜚声宇内的名牌酒，至今为人们所喜爱。几乎每一种御酒都有一段优美的典故。

1. 菊花白酒

早在晋代葛洪就记述了菊花酒的制法："菊花舒时并采茎叶杂黍米酿之，来年九月九日始熟，就饮焉，故谓之菊花酒。"李时珍《本草纲目》也介绍了其制法："用甘菊花煎汁，同曲、米酿酒，可加地黄、当归、枸杞诸药亦佳。"刘若愚《明宫史》记载："九月，御前进安菊花，吃迎霜麻辣兔、菊花酒。"说明明代菊花酒已成为御酒了。清代同治年间，有个太监获准出宫，开了个"仁和酒厂"，根据宫廷太医的方子，酿成菊花白酒，供皇室享用。新中国成立后，仁和酒厂后人甄富荣献出了菊花白酒的配方，并且恢复了"仁和酒厂"老字号，经过两年、上百次试验，终于使菊花白酒再度出世。

北京仁和酒厂精选优质杭白菊、人参、熟地黄、枸杞子、云苓、沉香等十余种名贵中药，用本厂生产的高粱酒，经浸泡提取、蒸馏等工艺调制而成菊花白酒。菊花白酒具有典型的菊花香和优雅的药香，香气协调，酒味醇厚、柔和、甜润，回味悠长，是具有原清宫御膳佳酿独特风格的高档健身酒，具有较高的饮用价值，有清肝明目、降压镇静、滋阴补肾等功效。据分析，其中所含黄酮类有扩张冠脉、增加冠脉血流量的作用。

2. 莲花白酒

此酒的起源一说为明朝万历年间，一说为首创于 1790 年前后。《清稗类钞》对莲花白酒有较详细的记载："瀛台种荷万柄，青盘翠盖，一望无涯。孝钦后每令小阉采其蕊，加药料，制成佳酿，名莲花白，注于瓷器。上盖黄云缎袱，以赏信之臣。其味清醇，玉液琼浆，不能过也。"莲花白酒是名噪一时的珍酿，惜随岁月流逝而失传。

新中国成立后，北京葡萄酒厂派人到海淀仁和酒店遗址查访，找到了酿制莲花白的铜锅，并搜集到莲花白的配方。1959 年，北京葡萄酒厂把古老工艺方法和现代酿酒技术相结合，酿制成功莲花白酒。此酒由莲蕊、黄芪、当归、五加皮、牛膝、砂仁、何首乌等 20 余味珍贵药材经提炼，配入陈年纯正的高粱白酒，入瓷瓶密封陈酿而成。莲花白酒具有滋阴补肾、和胃健脾、舒筋活血等多种功能。莲花白酒酒液清澈透明，气味芳香协调，浓郁的药香与酒香融汇一体，醇香不烈，甘甜可口，回味深长，保持了原有的特色与风味。

现在我国的药酒酿制得到了更大的发展，一些历史悠久的名药酒在质量上更稳定，有些已成为高档商品。如具有补肾壮骨、祛风除湿作用的虎骨酒，具有缓中补虚、益气健脾作用的国公酒，具有补脑固肾、强壮功能、延年益寿作用的龟龄集酒，具有补肝益肾、强身明目作用的枸杞子酒，以及具有益气健脾、强身健体作用的参王酒都是驰名中外、疗效可靠的药酒，在国际市场上也享有极高的声誉。

药酒是中华酒文化和中医学的结晶，是我国饮食文化中的宝贵遗产，应该继续发扬和光大，使之造福于全人类。

7

第七章 茶文化与中医学

众所周知，亚洲是世界著名茶叶产区，而中国是发现茶和饮用茶最早的国家，是世界茶文化的发祥地。茶本是一种植物，现在已经成为世界三大无醇性饮料中饮用最普遍的天然饮料，茶含有 11 大类 350 多种化学成分，其具有可食用、解百毒的特点，既有一定营养价值，又有医疗保健作用，经常饮茶不仅有益于健康、长寿，同时茶文化还丰富了人类的精神生活，调节情操。

　　茶为世界三大饮料（可可、咖啡、茶）之一。无论从营养成分还是从其他各方面来说，绿茶较其他茶类为优。茶是茶树新梢芽叶加工品的统称。茶树为山茶科，属多年生常绿木本植物。事实上，在中国古代，并没有"茶"字。经过考古学家们的研究，现在的"茶"字是由"荼"（"荼"是唐前"茶"的主要称谓）字直接演变而来的。我们对古籍进行研究，不难发现，在"茶"字形成之前，荼、槚、蔎、茗、荈都曾用来表示茶。《茶经·一之源》中有相关记载："其字，或从草，或从木，或草木并。其名，一曰茶，二曰槚，三曰蔎，四曰茗，五曰荈。"

　　在中国古代史料中，茶的名称亦很多，西汉司马相如的《凡将篇》中提到的"荈诧"就是茶；西汉末年，在扬雄的《方言》中，称茶为"蔎"；在《神农本草经》中，将茶称为"荼草"或"选"；东汉的《桐君录》中谓之"瓜芦木"；南朝宋山谦之《吴兴记》中称为"荈"；东晋裴渊的《广州记》中称为"皋芦"。还有"茗""蔎""蔎萌"等称呼。

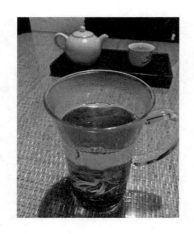

　　最早提及茶的古籍是《神农本草经》。神农和茶的渊源极深。《神农本草经》载："神农尝百草，日遇七十二毒，得茶而解之。"关于这一句话的记载有两种不同的传说。一种传说是神农为人民治病，亲自试尝各种草木治病的功效，在烧水时，偶然有鲜茶叶从枝头飘入锅内，因此发现茶叶可作饮料服用。另一种传说是神农尝试草木治病的功效，尝到金绿色滚山珠中毒，死在树下，茶树上面的水流入口中，因而得救，从而发现茶。虽然有关中国饮茶的起源众说纷纭，有说起源于神农，有说起源于秦汉，也有说起源于唐代，但这是因为在唐代之前并没有"茶"字，直到《茶经》的作者陆羽，将"荼"改为"茶"，从而出现了茶可能起源于唐代的说法。但是从《神农本草经》中所记载的内容来看，应该是发现茶可以治病的最早起源，也可以说明中国使用茶治疗疾病至今最少有四千多年的历史。因为神农是仰韶时代的帝王，仰韶文化是我国先民所创造的重要文化之一，相当于新石器时代，距今已有五千年以上的历史了。如果依据《神农本草经》的记载，那么茶叶从开始发现到现今至少也有四五千年了。

一、茶作用的变迁

早在四五千年以前，人们发现野生茶树的同时，也出现了茶可以用来治病疗疾的萌芽。现在已知茶中含有300多种化学成分，确为治病良药，可见茶和中医药学的悠远联系。

《本草纲目》中记载："茶苦而寒，阴中之阴，沉也，降也，最能降火，火为百病，火降则上清矣。然火有五火，有虚实，若少壮胃健之人，心、肺、脾、胃之火多盛，故与茶相宜。温饮则火因寒气而下降，热饮则茶借火气而升散，又兼解酒食之毒，此茶之功也。若虚寒及血弱之人，饮之既久，则脾胃恶寒，元气暗损，土不制水，精血潜虚，成痰饮，成痞胀，成痿痹，成黄瘦，成呕逆，成洞泻，成腹痛，成疝瘕，种种内伤，此茶之害也。苏轼《茶说》云：除烦去腻，世故不可无茶，然暗中损人不少。空心饮茶入盐，直入肾经，且冷脾胃，乃引贼入室也。唯饮食后浓茶漱口，既去烦腻而脾胃不知，且苦能坚齿消蠹，深得饮茶之妙，古人呼为酪奴，亦贱之也。又浓茶能令人吐，乃酸苦涌泄为阴之义，非其性能升也。"

茶叶开始作为饮料是摘鲜叶煮饮，到南北朝时开始把鲜叶加工成茶饼。后来唐代又创制了蒸青团茶；宋代创制了蒸青散茶；明代创制了炒青绿茶、黄茶、黑茶、红茶、花茶等；清代创制了白茶、乌龙茶等。茶的功效的发展和在人们饮食文化中的作用，据历代史料记载，茶最初是做祭祀用、食用、药用，最后才作为一种饮品广泛使用，所以大概可分为四个时期。

第一时期，最早作为祭品，即神农发现茶树到春秋时期。茶最早是因"解百草之毒"而被发现的，因此被视为珍品。周朝极重视岁时祭祀，把茶当作祭品。《周礼·地官》记载有掌茶和聚茶以供丧事之用的话。茶叶作为祭品，历代均有沿革使用，但是以茶为祭的正式记载，直到《南齐书》中才始见。《武帝本纪》载，南齐武帝萧颐永和十一年（493）遗诏："我灵上慎勿以牲为祭，但设饼果、茶饮、干饭、酒脯而已，天上贵贱，咸同此制。"再如福建各地纪念祖宗的忌日，一直都是敬奉茶饮和干饭。在祭祀活动中将茶作为祭品，并且一朝一代的延续下来，可以说是在茶文化发展过程中衍生出来的一种带有封建迷信的中华文化，但这是对人类发展历史现象的真实反映。

南朝宋刘敬叔《异苑》中有一个关于以茶为祭的传说，可以说明茶叶在两晋南北朝时期就广泛地运用于各种祭祀活动了。话说在剡县有个陈务妻，她在年轻时带两个儿子独自生活。这个陈务妻有一个特别的爱好，就是饮茶。在他们所住的院子里有一座古坟，陈务妻每次饮茶时，都要先到古坟前浇点茶祭奠一下。但是她的两个儿子并不喜欢这种做法，对她说道说："古冢何知，徒以劳意。"于是他们想把古坟给挖掉，就跟母亲商量。最后在母亲苦苦的劝说下才得以制止住。忽一夜，陈务妻得一梦，见到一个人，这个人对她的保护之恩和常以"佳茗受祭"表示答谢。翌晨，在院子里发现有十万铜钱，看似在地下埋了很久，但穿的绳子是新的。母亲把这件事告诉两个儿子后，两人很惭愧，自此祭祷更勤。

第二时期，茶逐渐演变为饭菜，即春秋时期到西汉。春秋时期，茶的应用有所发展，《晏子春秋·杂下》记载："晏子相齐景公，食脱粟之食，炙三弋五卵苔菜耳矣。"是说齐景公的宰相晏婴在位时（公元前 514 年左右）只吃米饭、炙几个家禽生卵和苔菜（苔和茗字形相似，可能是历代传抄之误，故宋·张淏的《云谷杂记》改苔为茗），也就是鸡卵炒茶叶，说明茶叶已被当作蔬菜使用。秦汉时期《神农食经》中说："茶茗久服，令人有力悦志。"汉代之前，茶主要用作食品，《诗疏》云："椒树、茱萸、蜀人作茶，吴人作茗，皆合煮其中以为食。"三国魏华佗《食论》说："茗久食益思意。"吃茶的风俗一直延续到现在，如湖南洞庭湖区一带，吃茶风俗尤为盛行，姜盐茶、芝麻豆子茶都是连茶同吃。茶叶的吃法有两种，一是将泡过的茶用来炒菜，另一种是直接食用。湘西少数民族至今还流行吃芝麻糯茶。就连美国前总统尼克松来华访问，中道杭州，在楼外楼也曾受宴请吃过龙井虾仁。龙井茶色如翡翠，虾仁洁如白玉，清香溢齿，鲜嫩可口，一时名噪天下。茶食不仅具有民族生活的情趣，而且登堂入室，丰富了中国茶文化的内容。另外还有名闻中外的"碧螺虾仁""碧螺鱼片""樟茶鸭子""峰熏鲥鱼"，均以各种名茶作主料，都是具有浓厚茶文化色彩的中国名菜，世界上独一无二。作为中国民间著名小吃的茶叶蛋，虽不能像龙井虾仁等名菜登上大雅之堂，但是由于其制作简便，携带方便，物美价廉，故在普通人们生活中广受欢迎，流传甚广。茶叶具有醒脑提神的作用，在煮鸡蛋的时候加入茶叶，不失为早餐最佳选择之一，尤其是像现在这样快节奏的社会更需要。煮茶叶蛋，可以使用各种茶叶，但最好选择红茶，因为红茶香不苦涩，煮出来的茶叶蛋香气四溢，而绿茶则有苦味，且属于寒性，故不适用于体质虚寒和老年、儿童等人群食用。

第三时期，发展为药用。炎帝、黄帝中毒，得茶而解之，即是茶的药用。从西汉到隋朝，茶的药理作用被医家所重视，总结用茶治病经验的著作逐渐增多，茶的内涵丰富了中医药学的内容，中医药学促进了茶文化的发展，详见"茶的药用"一节。

第四时期，发展到普通饮料，为人们饮食文化中的重要一部分，即隋朝到唐朝。饮茶开始时期，历有争论。公元前 59 年汉宣帝时，蜀人王褒《僮约》写道"武阳买茶，杨氏担荷"，当时可能已把茶叶作为商品进行买卖了。《汉书·赵飞燕别传》曾记载：汉成帝刘骜崩后，皇后梦成帝赐坐，命进茶，左右奏帝曰：向者侍帝不谨，不合啜此茶。因此，有人认为西汉以前已始饮茶。还有人认为《吴志·韦曜传》记载孙皓以茶荈当酒密赐韦曜，饮茶当从三国始。魏·张揖《广雅》对当时茶叶的制法已有了较为详尽的描述："荆巴间，叶作饼，叶老者以米膏出之。欲煮茗饮，先炙令赤色。"北魏·杨街之《洛阳伽蓝记》说："饮茶始于梁武帝萧衍天监中。"即公元511年左右。此时饮茶还多限于士大夫阶层，未普及全国。到唐宋的时代，茶已经成为"人家一日不可无"的普遍饮用之品。世界上第一部茶书的作者陆羽在《茶经·六之饮》中记载："茶之为饮，发乎神农氏，闻于鲁周公。齐有晏婴，汉有扬雄、司马相如，吴有韦曜，晋有刘琨、张载、远祖纳、谢安、左思之徒，皆饮焉。滂时浸俗，盛于国朝。两都并荆俞（渝）间，以为比屋之饮。"从中可以推断出饮茶这一习惯是起源于西南地区。在秦以前，四川一带是主要的产茶区，同时也是饮茶风气比较盛行的地区。因为隔着千山万水，"蜀道"险阻，种茶、饮茶局限于四川一带。所以唐代初期，我国南方地区盛行饮茶，北方地区仍不普遍，视为药品，如封演著《封氏闻见录》说："南人好饮茶，北人初不多饮。"到了唐代中期，饮茶风尚已由南方逐渐传播至北方各地，茶馆林立，比比皆是。《封氏闻见录》描写为："自邹、齐、沧、棣渐至京邑。城市多开店铺，煮茶卖之。不问道俗，投钱取饮。"《茶经》中写道："滂时浸俗，盛于国朝，两都并荆俞。"说明北方地区人民也已普遍喜爱饮茶了。明代顾炎武在《日知录》写道："秦人取蜀，始知若饮事。"同样说明饮茶这一习惯是从四川地区传至北方甚至是全国。随着饮茶习惯的广为传播，茶叶消费量也在迅速提升。从此，茶成为中国各族人民普遍喜爱的一种饮料。我国又通过沿海将茶传向世界50余个国家和地区。茶叶作为商品于1610年输入欧洲，先是荷兰、葡萄牙，1638年输入英国，1664年输入沙俄，17世纪输入美洲，1674年输入纽约。美国威廉·乌克斯著《茶叶全书》中说："饮茶代酒之习惯，东西方同样重视，唯东方饮茶之风盛行数世纪之后，欧洲人才始习饮之。"

在中国的历史上，有著名的"茶马古道"。顾名思义，在这条道路上的主角是茶叶和马。"茶马古道"起源于唐宋时期的"茶马互市"，即茶叶与马匹的交易市场。由于地理环境因素，在西藏地区需要摄取含热量高的脂肪才可以御寒，抵御高原气候等，所以藏区人民习惯喝酥油茶，茶叶具有消脂的作用，但是藏区并不生产茶叶，这是一方面因素。另一方面，在中原地区，人口多，战乱频繁，所以在生活上、战事上需要大量的马匹，而藏区的马匹尤良。就这样，互惠互利，"茶马古道"运用而生。事实上，历史上的"茶马古道"已经延伸到了国外，到达欧亚地区。所以作为起源于中国的茶叶，迅速在国内外流行起来，影响甚大。

二、茶诗与茶道

唐朝，"茶为人家一日不可无"，饮茶之风盛行一时。唐代是我国诗词歌赋文化的盛世。由于茶来自于大自然，饮茶使人心旷神怡，陶冶情操，不少的君臣政客、大小官僚、文人学士借茶抒发情绪，宣泄感情，传播友谊，写下了不少富有哲理的茶诗。

其中借茶抒怀，把饮茶升华到物我相合、返朴归真境界的代表作是唐·卢仝的《走笔谢孟谏议寄新茶》，即后人称《七碗茶歌》。诗人咏唱道："一碗喉吻润；二碗破孤闷；三碗搜枯肠，唯有文字五千卷；四碗发轻汗，平生不平事，尽向毛孔散；五碗肌骨清；六碗通仙灵；七碗吃不得也，唯觉两腋习习清风生。蓬莱山，在何处？玉川子，乘此清风欲归去……"

南宋道人白玉蟾的《水调歌头·咏茶》词云："二月一番雨，昨夜一声雷。枪旗争展，建溪春色占先魁。采取枝头雀舌，带露和烟捣碎，炼作紫金堆。碾破春无限，飞起绿尘埃。汲新泉，烹活火，试将来，放下兔毫瓯子，滋味舌头回。唤醒青州从事，战退睡魔百万，梦不到阳台。两腋清风起，我欲上蓬莱。"

毛泽东的《和柳亚子先生》："饮茶粤海未能忘，索向渝州叶正黄。

二十一年归旧国，落花时节读华章。牢骚太盛防肠断，风物长宜放眼量。莫道昆明池水浅，观鱼胜过富春江。"

朱德的《茶诗论长寿》："庐山云雾茶，味浓性泼辣。若得长年饮，延年益寿法。"

这些丰富多彩的茶诗充实了中华茶文化。在博大精深的中华茶文化中，茶道是核心，这些茶诗则是中国茶道在文学上的表现。中国人并不轻易言"道"，因为中国人的思想是整体的、系统的，对"道"的理解也并不例外，任何事物升华为"道"则必然拥有自己的一套完整体系。这不像日本茶有茶道，花有花道，香有香道，剑有剑道等等，在中国饮食、玩乐诸活动中能升华被称之为"道"的只有茶道。

中国人的民族特性是崇尚自然，朴实谦和，不重形式。饮茶也是这样，在中国饮茶分为两类：一类是"混饮"，即在茶中加糖、加盐、加奶或葱、薄荷、橘皮、龙眼肉、红枣等，总之根据个人的口味嗜好、生活习惯，爱怎么喝就怎么喝。另一类是"清饮"，即在茶中不加入任何有损茶本味与真香的配料，单单用开水泡茶来喝。"清饮"又可分为四个层次。将茶当饮料解渴，大碗海喝，称之为"喝茶"。如果注重茶的色、香、味，讲究水质、茶具，喝的时候又能细细品味，可称之为"品茶"。如果讲究环境、气氛、音乐、冲泡技巧及人际关系等，则可称之为"茶艺"。而在茶事活动中融入哲理、伦理、道德，通过品茗来修身养性、陶冶情操、品味人生、参禅悟道，达到精神上的享受和人格上的涤华，这才是中国饮茶的最高境界——茶道。所以茶道并不同于一般的饮茶，它需要有修养、有品位、有情调的人来欣赏它。

中国茶道主要包括两个内容，一是煮茶品饮之道，也就是煮茶的技艺、规范和品饮方法；二是思想内涵，即通过饮茶陶冶情操，修身养性，把思想升华到富有哲理的境界。对此，陆羽《茶经》有明确的说明："茶之为用，味至寒，为饮，最宜精行俭德之人。"可以说是对茶道思想内涵的高度概括。古代有关茶道的专著尽管年代不同，流派不同，内容却有一个共同点，即都是为了反映茶的自然美，反映茶的"鲜香甘醇"。中国茶道的内涵是讲究真、追求美、崇尚善。

所谓讲究真，就是说中国茶家历来都注意"品真"，通过品茶以得到茶的本色，真香、全味。

所谓追求美，是茶家通过一杯本色、真香、全味的茶，寻求茶的自然美，其中包括对茶具衬益美和对品茶环境美的追求。

所谓崇尚善，就是说以茶修德。通过品饮一杯本色、真香、全味的茶以陶冶人的情操和德行。

中国茶道的真、善、美和谐统一是中华茶文化的精髓，是古人借茶透露出崇尚自然、返朴归真的心态，是古人追求天人合一心理的反映。

中国茶文化来自于大自然，来源于人民生活实践，是我国民族传统文化的一部分，茶在我国甚至全世界都是一种独具魅力的饮品，它经过几千年的锤炼与发展具有了丰富的文化内涵。在中国有个成语叫"茶饭不思"，意思就是说，一个人因为某件事或某个人而焦虑不安，甚至连喝茶吃饭的心情都没有了。可见茶与饭同等重要。在民间，百姓更是将茶列为"开门七件事"之一，视为生活必需品。将茶视为与人们生活密切相关的东西，其重要性自然不言而喻。茶文化不仅丰富和健全了人民的文化生活、精神文明，而且在品茗饮茶中也逐渐发现了茶治病、保健、强身的作用，丰富和推动了中医药学的发展。唐代大诗人李白听说，荆州玉泉真公因常饮一种叫"仙人掌"的茶，虽已年过八旬，仍面如桃花，就曾写道："常闻玉泉山，山洞多乳窟，仙鼠如白鹤，倒悬清溪月，茗生此石中，玉泉流不歇，根可洒芳津，采服润肌骨。"已道出茶的保健、美容作用。

三、茶的药用

1. 本草著作中的茶

随着历代饮茶之风盛行，对茶的药用认识也逐渐深刻。《新修本草》是较完整论述茶的性味的最早本草著作，其曰："味甘、苦，微寒，无毒。"另

《千金要方》："味苦甘，微寒，无毒。"《饮膳正要》："凡诸茶，味甘苦，微寒无毒。"《本草经疏》："茗（《本经》）味甘，气微寒，无毒。"茶的归经，据《汤液本草》记述"入手、足厥阴经"。其他相关本草著作当中有关"茶"的记述，如东汉名医张仲景《伤寒杂病论》："茶治脓血甚效。"华佗的《食论》称："苦茶久食，益意思。"已认识到茶的兴奋作用。《神农食经》也说："茶茗久服，人有力，悦志。"而《神农本草经》对茶叶的描述更为详细："味苦，饮之使人益思，少睡、轻身、明目。"张揖著《广雅》也注意到茶叶的药理作用，"其饮醒酒，令人不眠"。陶弘景《本草经集注》："（主）好眠。"唐朝以来，由于"比屋皆饮""茶为人家一日不可无"的饮茶之风形成，人们对茶的认识更加全面，而且历代医药家对茶叶的药用也重视起来。很多医学文献对茶的产地、形态、品种、特点都有详尽的记载。如孙思邈《千金要方》："令人有力，悦志。"《神农食经》说："茶茗生益州及山陵道旁。凌冬不死，三月三日采干。"苏恭《新修本草》说："茗生山南，汉中山谷……树小似栀子。冬生叶，可煮作羹饮。"亦说："茗，苦茶，味甘苦，微寒无毒，主疮，利小便，痰热渴，令人少睡，春采之。苦茶，主下气，晓宿食。"陈藏器《本草拾遗》："诸药为各病之药，茶为万药之药。"宋徽宗《大观茶论》："味：夫茶以味为上。香甘重滑，为味之全。唯北苑壑源之品兼之。其味醇而乏风骨者，蒸压太过也。茶枪乃条之始萌者，木性酸，枪过长则初甘重而终微涩；茶旗乃叶之方敷者，叶味苦，旗过老则初虽留舌而饮彻反甘矣。此则芽胯有之，若夫卓绝之品，真香灵味，自然不同。"苏颂《图经本草》说："今闽浙、蜀荆、江湖、淮南山中皆有之，通谓之茶。春中始生嫩叶，蒸焙去苦水。末之乃可饮，与古所食，殊不同也。"宋·陈承《重广普注神农本草》说："近世蔡襄述闽茶极备，唯建州北苑数处产者，性味与诸方略不同。今亦独名蜡茶，上供御用。碾治作饼，日晒得火愈良。其他者或为芽，或为末收贮，若微见火便硬，不可久收，色味俱备。"寇宗奭《本草衍义》说："苦茶即今茶也。陆羽有《茶经》，丁谓有《北苑茶录》，毛文锡有《茶谱》，蔡宗颜有《茶对》，皆甚详。然古人谓茶为雀舌、麦颗，言其至嫩也。又有新芽一发，便长寸许，其粗如针，最为上品，其根干、水土力皆有余故也。雀舌、麦颗又在下品，前人未知尔。"李时珍对茶的研究更深，对各地茶的不同品种、特点描绘更精辟。其在《本草纲目》中说："茶有野生、种生，种者用子。其子大如指顶，正圆黑色，其仁入口，初甘后苦，最戟入喉，而闽人以榨油食用。"对于茶的栽培，李时珍说："二月下种，一坎须百颗乃生一株，盖空壳者多故也。畏水与日，最宜坡地荫处。"关于采集则以"清明前采者上，谷雨前者次之，此后皆老茗尔"。对于各地茶之精品，李时珍也有详尽之介绍："雅州之蒙顶、石花、露芽、谷芽为第一，建宁之北苑龙凤团为上供。蜀之茶，则有东川之神泉兽目，硖州之碧涧明月，夔州之真香，邛州之火井，思安黔阳之都濡，嘉定之峨眉，泸州之纳溪，玉垒之沙坪。楚之茶，则有荆州之仙人掌，湖南之白露，长沙之铁色，蕲州蕲门之团面，寿州霍山之黄芽，庐州之六安英山，武昌之樊山，岳州之巴陵，辰州之溆浦，湖南之宝庆、茶陵。吴越之茶，则有湖州顾渚之紫笋，福州方山之生芽，洪州之白露，双井之白毛，庐山之云雾，常州之阳羡，池州之九华，丫山之阳坡，袁州之界桥，睦州之鸠坑，宣州之阳坑，金华之举岩，会稽之日铸。"对于"猥茶"及"乱茶"，《本草纲目》也提出，令人注意鉴别。张璐《本经逢原》："茗乃茶之粗，味苦而寒，最能降火消痰、开郁利气，下行之功最速，故《本经》主瘘疮，利小便，去痰热之患，然过饮令人少寐，以其气清也。消食止渴，无出其右，兼香豉、葱白、生姜，治时疫气发热头痛。凡茶皆能降火，清头目。其陈年者曰腊茶，以其经冬过腊，故以命名。"赵学敏《本草纲目拾遗》："雨前茶产杭之龙井者佳，莲心第一，旗枪次之，于谷雨前采撮成茗，故名。三年外陈者入药，新者有火气。"

以上记载，说明历代医药学家对茶都颇有好感，尤其是明代伟大医药学家李时珍对茶的研究更为精深，是中华茶文化渗透到中医学中的具体体现。

2. 茶的药理作用

茶最早是因有解毒的功效而被人们发现的，随着历代人们用茶的经验增加，茶的药理作用也逐渐被发现，其功用也被拓宽。

古籍中对于茶的药理作用记载简述如下。

苏恭《新修本草》称茶："苦、甘，微寒，无毒。下气消食，作饮，加茱萸、葱、姜良。"陈藏器《本草拾遗》称茶："茗，苦，寒，破热气，除瘴气，利大小肠……久食令人瘦，去人脂，使不睡。"王好古《汤液本草》称茶可"清头目，治中风昏愦、多睡不醒。"《重广普注神农本草》认为茶"治伤暑。合醋，治泄痢，甚效"。吴瑞《日用本草》也称茶"炒煎饮，治热毒赤白痢。同芎䓖、葱白煎饮，止头痛"。李时珍《本草纲目》谓茶"浓煎，吐风热痰涎"。依据历代文献记载，茶的功效可概括为：清热降火、解毒治痢、消暑利尿、兴奋解倦，为日常饮料之一。

茶除了可供人们日常饮用以外，与其他中药配合治病的验方也不少。最早记载茶的药用方剂的是三国魏时期的《广雅》，曰："荆巴间采茶作饼成以米膏出之。若饮，先炙令色赤，捣末置瓷器中，以汤浇复之。用葱姜橘子毛之，其饮醒酒，令人不眠。"孙思邈《千金要方》："治卒头痛如破，非中冷又非中风，是痛是膈中痰厥头痛，吐之即差。单煮茗作饮二三升许，适冷暖，饮二升，须臾即吐。吐毕又饮，如此数过。剧者，须吐胆乃止，不损人。"陆羽《茶经》中引《枕中方》："疗积年瘘，苦茶、蜈蚣，并炙令香熟，等分捣筛，煮甘草汤洗，以末敷之。"唐·昝殷《食医心镜》："赤白下痢，以好茶一斤，炙捣末，浓煎一二盏服。久患痢者，亦宜服之。"又说："腹痛难转，煎茶五合，投醋二合，顿服。"唐·李绛《兵部手集》："久年心痛十年、五年者。煎湖茶，以头醋和匀，服之良。"唐·郭稽中《妇人方》："产后秘塞，以葱涎调蜡茶末，丸百丸，茶服自通。不可用大黄利药，利者百无一生。"宋·孙用和《传家秘宝方》："治头风，满头作痛，川芎七钱，明天麻、雨前茶各一钱，酒一碗，煎六分，渣再用酒一碗，煎四五分，晚服过夜即愈。"宋代官修方书《圣济总录》："霍乱烦闷，茶末一钱，煎水，调干姜末一钱，服之即安。"宋《太平圣惠方》中的第九十七卷，有《药茶诸方》，共列八方。其中，有茶叶者四方："治伤寒头痛壮热，葱豉茶方"，配伍荆芥、薄荷、山栀子、石膏等；"治伤寒头痛烦热，石膏茶方"，配伍石膏；"治伤寒闭塞头痛烦躁，薄荷茶方"，配伍生姜、石膏、麻黄等；"治宿滞冷气及止泻痢，硫黄茶方"，配伍硫黄、诃子皮等。另四方虽没有茶叶，但用萝摩、皂荚等"如造茶法"制成，并"一依煎茶"法饮服。宋《太平惠民和剂局方》："川芎茶调散，治诸风上攻，头目昏重，止偏头痛。"又说："治小便不通，脐下满闷，用海金沙二两和茶叶一两研末，用生姜、甘草汤调下，频服。"宋·杨士瀛《仁斋直指方论》："用蜡茶，赤痢以蜜水煎服，白痢以连皮自然姜汁同水煎服，二三服即愈。"又说："姜茶治痢。姜助阳，茶助阴，并能消暑，解酒食毒。且一寒一热，调平阴阳，不问赤、白、冷、热，用之皆良。生姜细切，与真茶等分，新水浓煎服之。"宋·王守愚《普济方》："大便下血，营卫气虚，或受风邪，或食生冷，或啖炙煿，或饮食过度，积热肠间，使脾胃受伤，糟粕不聚，大便下利清血，脐腹作痛，里急后重，及酒毒一切下血，并皆治之。用细茶半斤碾末，用百药煎五个，烧存性，每服二钱，米饮下，日二服。"宋·宋慈《洗冤集录》"用蜡面茶为末，先以甘草汤洗，后贴之"治"阴囊生疮"。元·孙允贤《医方大成》："气虚头痛，用上春茶末调成膏，置瓦盏内覆转，以巴豆四十粒，作二次烧烟熏之，晒干乳细。每服一字，别入好茶末，食后煎服，立效。"李时珍在《本草纲目》中引《简便方》："解诸中毒，芽茶、白矾等分，碾末，冷水调下。"又引《经验良方》："蜡茶末，以白梅肉和丸。赤痢甘草汤下，白痢乌梅汤下，各百丸。"还引《太平圣惠方》："上气喘急，时有咳嗽，茶子、百合等分为末，蜜丸梧子大，每服七丸，新汲水下。"明·李中梓《本草通玄》谓"茶同姜治痢"。

清·钱守和《慈惠小编》载："产后便秘，用松萝茶叶三钱，米白糖半盅，先煎开入水碗半，用茶叶煎至一碗服之，即通，神效。"又载："治五色痢，陈年年糕、陈雨前茶、冰糖、茉莉花共煎汤一碗，服之立愈。"清·鲍相璈《验方新编》："治尿不通，茶清一瓶，入砂糖少许，露一夜服，虽三个月，尿亦通，不可轻视。"

近人周复生《医药指南》也载："治外邪，在表无汗而喘者，麻黄、杏仁（去皮尖）各三钱，石膏五钱，甘草一钱，细茶一撮，谓之五虎汤……又方，用川贝母、茶叶各一钱，米糖三钱，共为末，滚汤下，能治咳嗽。"又说："治风痰痫病，生白矾一两，雨前茶五钱为末，蜜丸桐子大，一岁十丸，茶汤下，大人五十丸，久服痰自大便出，断病根。"

茶药并用是我国茶文化和中医药学相互渗透的产物，尤其自唐代以来丰富了中医药学的内容，增加了茶的内涵。茶药是在茶叶中添加食物或药物制作而成的、具有一定防病治病功效的特殊的液体饮料。它既保留了茶叶应具有的功效，又与药物配伍，或者增强药物的效能，或者产生新的功用。茶药营养、保健、药效兼具。茶药的发展史以饮茶的方式，由最开始的单纯茶叶剂型，逐渐发展为茶叶单用、茶叶与中药（或食物）合用和不含茶叶的一种或数种中药以药代茶三类剂型。

作为茶药中最重要的两种成分，茶和药配伍同样需要一定的原则。在药的选择上，中医强调辨证论治，根据不同的对象、不同的体质、不同的病症，从而选择不同的药物。但是作为茶药中的药物通常选择植物类和动物类为多，以药食之品为主，同时中药尽可能是水溶性的，以便使中药中的相关

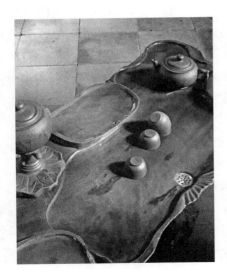

成分溶解出来，以达到一定的疗养效果。具有芳香气味的中药为首选。

在茶的选择上，一般来说，茶叶其性味应该是微寒，但是经过发酵制成的红茶和未经过发酵的绿茶性味却有所不同。红茶性略温，所以红茶适用的人群范围相对于绿茶更广，但是同样要严格遵循中医学"辨证论治"的特点，不同情况选用不同的茶。属于阳虚体质，即有畏寒怕冷、四肢不温、易泄泻、完

谷不化、舌质淡嫩、脉迟弱等虚寒的表现，可以使用红茶；属于阴虚体质，即有两颧潮红、咽干口燥、潮热盗汗、舌红、苔薄等虚热的表现，可以使用绿茶。不同的疾病可以选择不同的茶。如消食、解油腻，用绿茶；肥胖症、高脂血症、脂肪肝等病症，中医认为内湿痰重者，可以首选乌龙茶；消化道疾病，如溃疡病、慢性胃炎，可以选择红茶，肠道疾病可以选择绿茶。

　　茶的药用推动了中医药学的发展，为中国人民的身体健康做出了贡献。茶叶药用时，应注意茶的品种不同，其药性也不同。一般来说红茶性偏温，绿茶性偏凉，花茶则有疏肝解郁之作用。另外，茶的产地不同，其药理作用也略有不同，如云南普洱茶，苦涩无毒，清·王孟英曾说："产普洱者，味重力峻、善吐风痰、消肉食。"主要有清胃生津、消食化痰、醒酒及解油腻的作用。福建武夷茶则温而不寒，味厚，不苦不涩，其味香郁，具有久藏不变质的特点，主要有提神、消食、下气解酒的功效，性温不伤胃。安溪铁观音则有清凉解毒、提神、利尿、助消化、促进血液循环的特点。歙县松萝茶则具有消积滞油腻、清火、下气之功。安徽六安茶有治骨中浮热的效果。杭州雨前龙井茶有明目、利咽下逆气、补元气、益心神、通七窍、消宿食、清六经火之功效。因此，在茶叶的药用选择时，应根据病情，辨别使用。

　　近代常用的茶药配方有腊茶散：腊茶、五倍子各五钱，腻粉少许，研为末，先用葱椒煎汤洗，后香油调敷，治小儿阴囊生疮，疼痛水出。

　　孩儿茶：以细茶末入竹筒内，坚塞两头，埋污泥沟中，日久取出，捣汁熬之，以块小而润泽为佳，大而焦枯者次之，性平，味苦涩无毒，具有化痰、生津、止血、燥湿、清上焦热之功，可治鼻渊流水，外涂疗一切疮。

　　三根汤：老茶根、榆树根各一两，茜根五钱，每日一剂，水煎服，每4周为1个疗程，可用治冠心病心绞痛，有一定的疗效。

　　止泻茶：四川绿茶三钱，玫瑰花二钱，茉莉花一钱，金银花三钱，陈皮二钱，甘草一钱，每天可分3～5次，用沸水浸泡（应加盖封闭，勿令气泄）10～20分钟，方可服用，频频饮之。此茶有收敛固肠、理气止痛、清热解毒之功，常用来治疗下痢、泄泻及消化不良等症。

莲花峰茶丸：由茶叶、公丁香、陈皮、桔梗、半夏、藿香、扁豆等10余味组成，功可祛暑利湿、健脾开胃、祛痰止咳、理气和中，可用于四时感冒、伤暑中暑、心烦口渴、小便不利、嗳气吞酸、呕吐泄泻、水饮内停诸症。

《上海市中药成药制剂规范》中载有天中茶，其方由红茶和40余味中药组成，可用治四时感冒、寒热头痛、胸闷呕恶、咳嗽鼻塞、腹痛腹泻等症。

《中国医药大辞典》载有午时茶：由红茶、藿香、连翘、柴胡等20余味中药组成，主治发热恶寒、寒重热轻、胸闷恶心、不思饮食、身困乏力、头痛身痛。

3. "代茶饮"

茶文化对中医药学影响的另一重要体现形式是茶饮。饮茶是啜饮沸水冲泡的茶汤，在茶文化中是很有讲究的。中医学借助饮茶的方法，以沸水冲泡中药，饮其汤用来防病或治病，称为"代茶饮"。所以代茶饮并不同于茶药。代茶饮中饮品茶叶可有可无，但是茶药中茶叶必须存在。代茶饮是中国人民借用茶文化的发明，是茶文化在中医药学中的延伸。"代茶饮"简便、易冲，关键是具有防病治病的作用，尤其是现代社会养生热潮居高不下，代茶饮更加受人们青睐。使用代茶饮时，同样要做到辨证选方，正确使用不同的药物。只要药物对证，就能很好地发挥代茶饮的疗效。

在我国很多古代医籍中都可看到"代茶饮"治疗方法。如《食疗本草》所载的牛蒡子茶，以牛蒡子研末，沸水冲泡代茶饮，治疗感冒发热。《太平圣惠方》所载的石楠芽茶，以鲜石楠芽，冲泡代茶饮，有补肾助阳之功。《疡医大全》所载的元参甘桔茶，以玄参（元参）、麦冬、桔梗、生甘草，共为粗末，沸水冲泡代茶饮，用治肺阴不足引起的口渴咽干。此外《韩氏医通》载有八仙茶，《孟氏诜方》载有木瓜茶，《医学指南》载有木耳芝麻茶，《医学衷中参西录》载有一味薯蓣饮，《慈禧光绪医方选论》中也载有安神茶、生津茶，《中华人民共和国药典》也载有治疗感冒的山腊梅茶。说明自唐代饮茶之风盛行以来，"代茶饮"逐渐被历代医家公认而且喜用，成为中医治疗学中一个重要的手段。

现今"代茶饮"更是深入民心，和饮茶一样几乎人人皆知。比如泡服胖大海水治疗咽痛、音哑，已成为生活常识；再如用来保健身体、益寿延年的菊花茶、枸杞子茶、人参茶，也和人民生活息息相关。

菊槐茉莉茶：菊花、槐花、茉莉花茶各3克，此三味以沸水冲泡，加盖焖10分钟，代茶温饮。菊花味甘、苦，性微寒，归肺、肝经，具有疏风清热、平肝明目、解毒消肿的功效，常用于外感风或风温初起，发热头痛，眩晕，目赤肿痛，疔疮肿毒。槐花味苦，性微寒，归肝、肺、心、大肠经，具有凉血止血、清肝明目的功效，常用于肠风便血，痔疮下血，血痢，尿血，血淋，崩漏，吐血，衄血，肝热头痛，目赤肿痛，痈肿疮疡。茉莉花辛、微甘，性温，归脾、胃、肝经，具有理气止痛、辟秽开郁的功效，常用于湿浊中阻，胸膈不舒，泻痢腹痛，头晕头痛，目赤，疮毒。茶叶可以降低胆固醇，亦可防止血液凝块及血小板成团，可以降低心血管疾病。三者合用，具有清泻肝火、降血压、降血脂的功能。

薏苡仁茶：薏苡仁30克，鲜荷叶、山楂、麦芽各5克，红茶适量。将所有材料加水煎沸20分钟，滤渣取汁，温饮，每日数次。薏苡仁甘、淡，微寒，归脾、肺、肾经，具有利湿健脾、舒筋除痹、清热排脓的功效，常用于水肿，脚气，小便淋沥，湿温病，泄泻带下，风湿痹痛，筋脉拘挛，肺痈，肠痈，扁平疣。鲜荷叶苦、涩，平，归心、肝、脾、胆、肺经，具有清热解暑、升发清阳、散瘀止血的功效，常用于暑湿烦渴，头痛眩晕，脾虚腹胀，大便泄泻，叶血下血，产后恶露不净。山楂酸甘，微温，无毒，归脾、胃、肝、肺经，具有消食积、化滞瘀的功效，常用于饮食积滞，脘腹胀痛，泄泻痢疾，血瘀痛经，闭经，产后腹痛，恶露不尽。麦芽甘，平，归脾、胃经，具有消食化积、回乳的功效，常用于食积不消，腹满泄泻，恶心呕吐，食欲不振，乳汁郁积，乳房胀痛。四味药同红茶合用，具有去湿消脂减肥之良效。

生姜葱白茶：生姜、葱白各10克，红茶3克，加水煎10分钟，趁热泡红茶，代茶温饮，适用于感冒轻症，可以散寒解表。

适用于电脑工作者的养生代茶饮——桑葚杞子茶：枸杞子10克，女贞子10克，桑葚10克，三味加水煎沸20分钟，滤渣取汁，代茶温饮。此三味药可补肝肾，养血明目，非常适合电脑工作者运动少，抵抗力下降，易患病的特征。

现代的儿童由于生活条件大大改善，营养过于丰富，由积食、消化不良导致的儿童厌食、肥胖等问题层出不穷。萝卜蜂蜜茶：白萝卜120克，茶叶5克，蜂蜜25克。萝卜捣烂取汁，茶叶沸水泡至茶汁渗出，将两者混合后加蜂蜜调匀，可蒸热服饮。此茶可开胃、助消化。

随着科学的进步，"代茶饮"又有了新的发展，拓展为冲剂，以沸水冲药面，汤、药共服治疗疾病，具有制剂简便、药效容易发挥的特点，已成为当今中药的一个重要剂型，如家喻户晓的治疗感冒用的板蓝根颗粒、感冒清热颗粒，消食和胃的山楂麦芽颗粒等，名类繁多，治疗适用范围亦甚广。"代茶饮""颗粒剂"扩展了茶文化的内涵，而博大精深的中国茶文化则又促进了中医药学的发展。

四、正确饮用茶

茶叶作为无醇饮料已成为五大洲四大洋极为普及的天然饮料。茶既有一

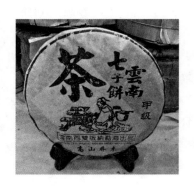

定的营养价值，又有医疗保健作用，同时饮茶还能陶冶人们的情操，丰富人们的精神文化生活。茶叶对人们的益处虽然很多，但还是要提倡合理饮茶。

首先，对茶性要有正确的评估。对茶的论述历有记载，各有见地，但以李时珍的认识比较全面和客观。他在《本草纲目》中辩证指出："茶苦而寒，阴中

之阴，沉也降也，最能降火。火为百病，火降则上清矣。"茶味苦性寒，有清热降火之功，但要根据人体禀赋不同，合理饮茶，反之则生弊端。所以李时珍又指出："然火有五、火有虚实。若少壮胃健之人，心肺脾胃之火多盛，故与茶相宜。""若虚寒及血弱之人，饮之既久，则脾胃恶寒。元气暗损，土不制水，精神潜虚，成痰饮，成痞胀，成痿痹，成黄瘦，成呕逆，成洞泄，成腹痛，成疝瘕，种种内伤，此茶之害也。"并且以亲自体验以告后人："时珍早年气盛，每饮新茗必至数碗，轻汗发而肌骨清，颇觉痛快。中年胃气稍损，饮之即觉为害，不痞闷呕恶，即腹冷洞泄。故备述诸说，以警同好焉。"可见李时珍已"深得饮茶之妙"。

虽然饮茶甚妙，茶也可以说是一种大众喜爱的饮料产品，亦可以当作一种药物，但是同样有不适用人群。比如泌尿系结石患者，茶中的草酸会导致结石增多。便秘者，茶叶中的鞣质刺激胃肠黏膜，影响胃肠道的分泌功能，可加重便秘。孕妇饮茶过多会导致婴儿瘦小体弱。神经衰弱者，茶中的咖啡因使人兴奋，引起基础代谢增高，加重失眠。醉酒者，更是需要禁止饮茶的危险群体，酒精本来就刺激血管，对血管影响很大，咖啡因又使心跳加快，两者的作用相加，无非是加重心脏的负担，若为心功能不全的患者，危险指数飙升。

再者，应注意茶的合理饮用。李时珍说："热饮则茶借火气而升散，又兼解酒食之毒，使人神思阖爽，不昏不睡，此茶之功也。"为了助消化，减轻食后不适，解除精神疲乏，保持头脑清醒，提高工作效率，一般饮茶以饭后为宜。饮茶可以驱除睡意，是自古以来的经验沿袭，如寺庙栽茶，僧人饮茶用以坐禅祛睡，因此有"茶佛一味"的说法。这一点对于初饮茶者来说更为重要。很多人睡前饮茶后入睡相当的困难，更严重情形是影响到次日的精神状态。

饭前不宜大量饮茶，因茶水会冲淡胃液。进餐时亦不宜大量饮茶，如果大量饮用或者饮用浓度过高的茶水，会影响各种常量元素和微量元素的吸收。最值得注意的是，茶与牛奶或奶制品不宜同时食用。由于牛奶或者各种奶制品中所富含的钙元素会和茶叶中的茶碱和单宁酸结合，形成不溶解于水的钙盐并排出体外，使得食用牛奶及各种奶制品的目的大打折扣，而且茶叶应有的保健效果也大为降低。

饮茶不宜空腹。李时珍说："空心饮茶……且冷脾胃，乃引贼入室也。"空腹饮茶从现代医学角度分析，不仅会引起胃肠不适，食欲减退，即冲淡胃液、减少胃液分泌而导致的，而且茶饮中的碱性成分可中和胃酸，降低胃酸的消化功能，甚至还可能损害神经系统的正常功能。有时空腹饮茶会引起"茶醉"现象，表现为心慌、头晕、乏力、饥饿感，甚至站立不稳，走路蹒跚，故饮茶以饭后为宜。饮茶对人体的生理影响，一般淡茶维持二三小时，浓茶维持四五小时。经常饮浓茶者，四五周后影响会逐渐降低。

如果对喝茶特别有讲究，考虑到养生层面，则不同的季节可以喝不同的茶。一般来说："春饮花茶、夏饮绿茶、秋饮青茶、冬饮红茶。"其道理在于：春季，升发的季节，人饮花茶，可以散发一冬积存在人体内的寒邪，浓郁的香气，能促进人体阳气发生。夏季，以饮绿茶为佳，绿茶性味苦寒，可以清热、消暑、解毒、止渴、强心。秋季，以青茶为好，此茶不寒不热，能消除体内的余热，恢复津液。冬季，则饮红茶最为理想，红茶味甘性温，含有丰富的蛋白质，能助消化、补身体，使人体强壮。

泡茶是现代人饮茶的主要方法。和古人一样，现代泡茶也追求茶的鲜香甘醇，要体现茶的大自然美。古人煎茶苛求水的轻清，多选用泉水、江水、松上雪等，今人则多用自来水。泡茶的茶具必须洁净，而且先要将茶碗烫热，以利茶汤香气升扬。另外要注意水的温度。古代没有温度计，以煮水时发出的风吹松树样的声音和水泡形态来确定水温是否适度。如唐·刘禹锡形容为："骤雨松风入鼎来，白云满盏花徘徊。"既美且雅。宋文学家苏东坡则形象地写道："蟹蹦已过鱼眼生，嗖嗖欲作松风鸣。"现在认为，不宜用滚沸水或保温杯沏茶。茶叶宜用95℃左右开水冲泡，因为茶叶含有大量鞣酸、茶碱、芳香油及多种维生素，若冲入滚沸水并用保温杯保温，则茶叶处于高温、恒温环境，维生素等有效成分易被大量破坏。若长期习用此法泡茶，不利于身体健康。

　　另外，不宜饮头遍茶。因为在茶叶的生长和加工过程中，茶叶表面或多或少地会残留一些微生物、杂物、农药等，头遍开水冲泡，倾去，可以起到"洗茶"作用。茶叶不宜多次冲泡，最好是现泡现饮，这样能保持茶优美的色香味。一般而言，洗茶后第一泡随泡随饮；第二泡时间稍长，几分钟左右；以后随冲泡次数逐渐延长些，冲泡时间过久，不仅香味逸散，而且汤色变老，不仅破坏有效成分，而且浸出无用成分。据研究，饮茶以 3～4 次冲泡为宜，不宜再多。唐代茶圣陆羽在《茶经》中说："其沸，如鱼目，微有声，为一沸；缘边如涌泉连珠，为二沸；腾波鼓浪，为三沸。已上，水老，不可食也。"就是此意。

　　饮茶还要注意适量，更不可久饮浓茶。茶叶冲泡过久，茶汤不倒出来，茶叶经长时间浸渍，引起茶的色香味变化，不仅茶汤品质劣变，而且经久浸渍，有害物质容易析出，对人体有一定的危害。对于脾胃虚寒、年老气弱者，每日更不宜饮茶过多，且以饮偏温的红茶为宜，清茶一杯足矣。

五、茶的现代研究

　　现代医学对茶叶也很重视，国内外对茶叶都有较深入的研究。茶叶中的药物有效成分含量较多，比如茶中咖啡因含量为其干物质总量的 2%～5%。依茶叶的老嫩不同而异。在冲泡的茶汤中，能溶解 80% 的咖啡因，通常第一、二杯茶汤中就含有咖啡因 150～250 毫克，等于服用咖啡因 0.3 克。

　　干燥茶叶中茶多酚（又名茶鞣酸）含量占总量的 20%～30%。

　　茶中黄酮类化合物含量为干燥茶叶的 20%～30%，一杯茶汤中约含有0.13 克。

　　茶中含有茶氨酸为干物质的 1%。

　　茶中含有微量元素铜，通常每千克茶叶中含有铜元素几毫克至几十毫克。茶中还含有微量元素氟，每千克茶叶含氟化物 20～200 毫克。

　　茶叶中含有 8% 左右的蛋白质，2%～3% 的矿物质及一定量的糖分。

茶叶中还含有多种维生素,如维生素 A、维生素 B_1、维生素 B_2、维生素 C、维生素 E、维生素 P 等。其中有些维生素含量还很丰富,如维生素 B_2,其含量比大米高 20 倍,比水果高 60 倍。维生素 C 含量也很多。

茶叶中众多的药物成分决定了茶叶的多种药理作用。根据现代研究表明,茶叶的药理作用主要由其所含的黄嘌呤衍化物(咖啡因及茶碱)所产生,另外尚含大量鞣酸,故有收敛、抑菌及维生素 P 样作用。

茶叶中所含的咖啡因对中枢神经系统有一定刺激作用,能兴奋神经中枢、促进新陈代谢,使精神兴奋,思想活跃,消除疲劳;但是过量则会引起失眠、心悸、头痛、耳鸣、眼花等不适症状。对循环系统的作用,可兴奋延髓血管运动中枢而使血管收缩,扩张冠状血管。对末梢血管有直接扩张作用,还能加强横纹肌的收缩能力。咖啡因还可增加心输出量,有增强心脏功能的效果。咖啡因能增强胃的分泌,故活动性消化性溃疡患者不宜多饮茶。

茶叶中所含的茶碱(通常使用氨茶碱)能松弛平滑肌,故可用以缓解支气管哮喘、胆绞痛等。还能抑制肾小管的再吸收,因而有利尿作用。

茶叶中所含的黄酮类化合物能够改善毛细血管的通透性,降低血液中的胆固醇,防止血液的黏稠度增高。具有抑制动脉粥样硬化,防止动脉血栓形成的作用。

茶叶中所含的茶多酚具有抑菌和杀菌作用,可用来防治痢疾。茶叶浸剂或煎剂在试管中对各型痢疾杆菌皆具有抗菌作用,其抑菌效价与黄连不相上下。一般而言,花茶、绿茶的抗菌效能大于红茶;对志贺痢疾杆菌的作用强于其他三型(福氏、施氏、宋内)。对沙门菌、金黄色葡萄球菌、乙型溶血性链球菌、白喉杆菌、炭疽杆菌、枯草杆菌、变形杆菌、铜绿假单胞菌等亦有抑菌作用。血液及肉汤能减弱其抑菌作用,茶的浓度过高相反也会降低其作用。在试管中,茶叶煎剂对葡萄球菌、链球菌的作用略逊于黄连而优于磺胺噻唑。对霍乱弧菌,在试管中也有明显的杀灭作用,且在低于体温的温度(27℃)下即有效力。痢疾杆菌在茶叶肉汤培养基中多次传代后,能产生明显的抗药性。茶叶抗菌的有效成分一般认为即系鞣质。对豚鼠(眼)的痢疾杆菌实验性感染，茶叶煎剂有一定的预防作用。

茶叶中所含儿茶素能吸收放射性锶[90]，甚至能将已进入骨髓中的锶[90]排出体外。因此饮茶可以减少放射性元素在体内的蓄累，起到防止放射性损伤作用。

茶叶中所含的氟可以防止龋齿发生，所含的铜更和体内多种酶的活性有关。其中所含的维生素、蛋白质对于补充人体营养的需要、维持人体的正常发育和活动也多有裨益。

茶叶中还含有一种硅酸，可促使肺结核病变部位形成瘢痕，制止结核杆菌扩散，对结核病有辅助防治作用。

茶叶可收敛及增强毛细血管抵抗力，茶叶中的鞣质有收敛肠胃的作用。此鞣质乃儿茶素与没食子酸酯的混合物，有高度维生素 P 的活性。它能保持或恢复毛细血管的正常抵抗力。

另外，据研究认为，茶叶还有抗癌作用。例如，乌龙茶、绿茶、红茶中的多种成分有预防口腔癌、肺癌等多发性恶性肿瘤的作用。最突出的是茶叶对抑制口腔癌前期病变——口腔黏膜白斑的显著作用。在茶叶防癌的有效成分方面，国内外科学家都认为茶多酚及其所含儿茶素（以 EGCG 为主）是主要成分，微量元素、维生素、茶多糖、茶黄酮类、酚酸类等为潜在的有效成分。

第八章 中医食疗学

中医饮食疗法是集中国饮食文化和中医学的精华而形成的一门科学，是中国丰富多彩的饮食文化不可分割的重要组成部分。中医食疗学最大特点是在中医理论指导下，通过辨证，全面掌握患者的情况，再结合天时气象、地理环境、生活习惯的影响，遵循一系列的治疗原则，确立适宜的治疗方法，联系食物的寒、热、温、凉和辛、甘、酸、苦、咸，选择相应的食物，制订相应的配方，从而达到防病治病、延年益寿目的的一种传统医学。

一、中医食疗的产生与发展

　　人类为了生存必须进食。在长期的生活实践中，人类不断积累着不同情况下选择不同食物的经验，实际上是"饮食疗法"的意识。随着人类的进化，人类的饮食也从随意寻找、饥不择食，逐渐过渡到有目的的选择，即摒弃有害食物，进食有益食物。这种生存斗争意味着医疗伴随饮食活动同时进行。《淮南子·修务训》记载，传说神农"尝百草之滋味，水泉之甘苦，令民知所避就，当此之时，一日而遇七十毒"，这就是上古时期我国人民认识和识别食物和药物用以摄生和治病的真实写照。也就是"食药同源""食医同源"的原始记载。

　　随着历史的发展，饮食的进步，特别是火的使用，使人类由进食生食时代进入到熟食时代，人类脱离了"茹毛饮血"的野蛮时代，饮食文化有了质的飞跃，食疗也进入了新的里程。有火，才能言及食品加工和烹饪。由于熟食和烹饪技术的逐步形成，饮食种类也相应增多，人类利用食物调节身体健康的方法也多样化起来，自夏朝（公元前21世纪—公元前16世纪）发明了发酵酿酒后，殷商时代酒的酿造与应用已较普遍。酒除供饮用外，还广泛用于医药。医用汤液在当时就是从烹调中生产出来的。相传，商代的伊尹精于烹调，《吕氏春秋·本味》在记载伊尹和商汤的对话中，讲了一些烹调技术问题，其中如"阳朴之姜，招摇之桂"。姜、桂原本是厨房中烹饪时用于调味的作料，在食用时，尤其在服热姜汤时，可令人发汗，皮肤温暖，且有温胃止呕的作用。如果感冒之人恰服其汤，可使患者出汗，则可使头痛、身痛、发热、恶心等症状缓解，久之则自然会联想到是姜、桂等食物所起的作用。有了这样的经验，逐渐有意识地用此类食物治疗疾病，也就是由食到医的过程。姜、桂亦由食品演变为药品，成为食药兼用之物。可见，当时中医食疗已经萌芽。西周时（公元前11世纪—公元前771）宫廷里就有了"食医"官职的人员，专做帝王的饮食保健工作，膳食的制作已多样化。随着食疗经验和知识的积累，也产生了食疗理论。

东汉时期著名的医学家张仲景更把食物用于医方，他创造的桂枝汤、当归生姜羊肉汤、猪肤汤等，都可以说是很好的食疗性方剂。其中治疗太阳病表虚证的著名方剂桂枝汤，其方由桂、姜、芍药、甘草、大枣五味组成，当中多为烹饪所习用的调味品。其次治外感风寒，表虚自汗，服桂枝汤后啜热稀粥助药力的方法，则是很好的饮食护理。这都是中医药学来源于饮食文化的佐证，充分说明了至今运用的汤液是饮食文化的渗透和延伸。此外，他还明确地提出了饮食卫生的观点。因此，古人有"用之充饥则谓之食，以其疗病则谓之药"之说，已经认识到食物和药物在某种条件下是难以明确界限的。

食疗的起源和发生是中华民族的先民们在远古社会寻找食物的过程中逐渐完善的，历代的文史资料中都有记载。

成书于战国至秦汉之间的奇书《山海经》中，就已经记载了服用某些食物具有强身、美容、防病等作用。如书中写道"何罗之鱼……食之已痛""有鸟焉……名曰青耕，可以御疫"，并且记载了服用某些动、植物后，可以起到"不忘""多力""美人色"的作用，实际上是古代早期的食物疗法。

据《周礼·天官》记载，周代始设有食医和食官来调制上层统治阶级的食事。其文说："医师上士二人，下士二人，府二人，吏二人，徒二人，掌医之政令，聚毒药以供医事。"其中"食医中士二人，掌和王之六食、六饮、六膳、百羞、百酱、百珍之齐"，说明食医主要工作是调和王室贵族的饮食。正如王昭禹所语："齐者调和其味，使多寡厚薄，各适其节也。"主要的目的是通过营养的适当搭配，增强身体健康，防治疾病。再如《周礼·天官·疾医》所载："以五味、五谷、五药养其病。"明确地提出用饮食和药物共同调理治疗疾病。从中可以窥知饮食文化和中医学二者水乳交融的关系，可以说饮食文化的进展，促进了中医药的进步。

随着烹饪技术的进步，各式各样的食品也相应出现，"百酱"的产生，就是其中的反映。酱是一种发酵品，是经过化学变化的食品，《周礼》中记载有"百酱"之多，说明了当时饮食文化发展的盛况。利用酱来调治疾病，自然又增加了食疗的途径，是中医药学的创举，无疑会推动中医食疗学的发展，这又是饮食文化对中医学影响的例证。

西周至秦汉时期，饮食文化有了较大的发展，从单一的果腹进步到注意卫生和健身。《论语·乡党》中所论述的孔子的"八不食"，就是经典的概括。

战国时期（公元前 2 世纪）我国第一部医理论著《黄帝内经》中，系统地讲述了饮食生理、饮食心态、饮食结构，饮食对人体生理、病理的影响，以及饮食防病、治病的观念，如《素问·脏气法时论》说："毒药攻邪，五谷为养，五果为助，五畜为益，五菜为充，气味合而服之，以补精益气。"《素问·五常政大论》也说："谷肉果菜，食养尽之。"这些既说明了用药的同时辅助食疗的重要性，又说明了各种食物都需要摄取，和现代平衡膳食对于性、味的选择与配比相结合，为食疗确定了基本原则。并且提出了食疗的概念。

随着我国农业生产的发展，食物原料和品种的增多，本草学也发展起来，大量的食物（动植物）充实于本草之中，逐渐地形成了食疗专著。东汉时期（25～220）产生了我国第一部药物专著——《神农本草经》。书中十分注意收载能补益强身、防老抗衰的食物，如薏苡仁、枸杞、大枣、茯苓、鸡、蜜、藕、莲子、胡麻、葡萄等。由于许多食物和药物一样，具有某种功效（称为可食性药物），所以此后仍有把食物载于普通本草书中的情况。其中也有不少古代饮食文化的痕迹。最典型的是公元122年前后，张骞出使西域，带回西北各民族地区的食物，如石榴、胡桃、胡瓜、苜蓿、西瓜、无花果、胡荽等多种食物，全被《神农本草经》收入，说明饮食文化的地域交流，促进了中医药学的发展。

甘肃武威县出土的"医简"所记载的治疗时的饮食宜忌，更富有古代饮食文化的特色。借用饮食中各种不同的制法，作为药引或赋形剂，如服药的药引有酒饮、米汁饮、酢浆饮、豉汁饮、含咽汁及醇酒和饮等；赋形剂用白蜜、脂肪、乳汁、酪酥等。这是古人巧妙地把饮食生活转用到中医学的发明，这样药物不仅便于保存，也便于矫味服用。药品食物化，更便于人体的消化吸收，促进了中医药学及中医食疗学的发展。

总之，中医食疗学是随着饮食文化的发生而产生的，随着饮食文化的发展而发展的。

二、历代有关食疗的本草著作介绍

1. 张仲景与《伤寒杂病论》

东汉末年我国著名的医学家张仲景，继《黄帝内经》之后，"勤求古训，博采众方"，对西汉以来的临证医学进行了总结，结合自己长期累积的医疗经验，著成《伤寒杂病论》，创立了"辨证施治"原则，对中医学影响既深又远，也是中医食疗学"辨证配膳""辨证选择食物"的原则依据。作为医学家，张仲景不仅对临床医学贡献巨大，同时也非常重视食疗。他治疗疾病主要是用"汤液"。汤液无疑是饮食文化的产物。在汤液的制备和药物的处理上，张仲景也使用了很多烹饪技术如"切""炙""擘""炮""烊消""煮取""微火""去上沫""熬""先煮""更煮""别煮取汁""加酒共煮""洗"等，说明汤液是饮食文化和中医药学相结合的产物。

张仲景在食疗方面的论述，主要集中在《禽兽鱼虫禁忌并治》和《果实菜谷禁忌并治》两篇中，直接阐述了他对饮食与中医学的关系及饮食宜忌的观点。他非常重视饮食、疾病和身体三者的关系，指出："凡饮食滋味以养于生，食之有妨，反能为害，……切见时人，不闲调摄，疾疢竞起；若不因食而生，苟全其生，须知切忌者矣。所食之味，有与病相宜，有与身为害；若得宜则益体，害则成疾，以此致危。"言明了饮食五味宜忌与否直接影响疾病的治疗和身体的康复。在"食禁"的问题上，张仲景论述多且详，内容丰富，经验总结科学可信（参见第二章第一节）。张仲景关于"食疗"的思想及其具体经验，丰富了中医食疗学的理论和内容。

张仲景不仅在理论上阐述了食疗的重要性，而且还是运用食疗方法的大家。在他的著作中就有很多食疗处方。如《金匮要略·腹满寒疝宿食病脉证治》中记有："心胸中大寒痛，呕不能饮食，腹中寒，上冲皮起，出见有头足，上下痛而不可触近，大建中汤主之。"其汤由花椒、干姜、饴糖、人参组成。"寒疝腹中痛及胁痛里急者，当归生姜羊肉汤主之。"此方由当归、生姜、羊肉组成。《金匮要略·妇人杂病脉证并治》中记有："妇人脏躁，喜悲伤欲哭，象如神灵所作，数欠伸，甘麦大枣汤主之。"此汤由甘草、小麦、大枣组成。再如《伤寒论》中著名的桂枝汤，由桂枝、白芍、生姜、甘草、大枣组成。这几首处方皆为药食并用，以食物为主，尤其甘麦大枣汤和桂枝汤组方朴素平淡，有浓郁的食物色彩，但用于临床则药简效宏，至今常用不衰。

《伤寒论》在论述桂枝汤的服法时，有"服已须臾，啜热稀粥一升余，以助药力"的记载，这是《内经》"谷肉果菜，食养尽之，无使过之，使其正也"的饮食疗法的实践运用。张仲景还主张服药后应忌生冷、黏腻、肉、五辛、酒、恶物等，反映出汉代以前已将饮食知识用于治疗疾病。《伤寒杂病论》共载方375首，其中含有食物的处方居半数以上，说明早在两千年以前，我国的食疗在临床上已普遍运用了。

张仲景对于食疗思想和经验的总结，极大地促进了中医食疗学的发展。

2. 葛洪与《肘后备急方》

《肘后备急方》是东晋名医、炼丹家葛洪所辑。葛洪深受魏晋"长生不老"之风影响，崇尚"神仙道"，亦祈求长生。他笃信使用药物炼制金丹，久服可与天地齐寿。受炼丹服石文化之风的熏陶，他也非常重视以食为治的方药研究，在"食疗"方面又提出了新的见解。其在《治风毒脚弱痹满上气方》中写道："脚气之病，先起岭南，稍来江东，得之无渐，或微觉疼痹，或两胫小满，或行起忽弱，或小腹不仁，或时冷时热，皆其候也。"又说："不即治，转上入腹，便发气，则杀人。"明确指明"脚气病"多发生于广东、长江以东一带。南方饮食习俗是以米为主食的，葛洪已意识到脚气病的发生和单纯食米有关，并且提出了治疗"脚气病"的具有科学价值的食疗方法，如食用酒浸大豆、小豆或牛乳、羊乳、鲫鱼等。从现代医学来看，所用的这些食物均含有 B 族维生素，的确是治疗"脚气病"的有效方法。美国人直至 17 世纪才发现饮食和"脚气病"的关系，葛洪较之早约 1500 年。另外，葛洪还记载了用海藻酒治疗瘿病（单纯性甲状腺肿），用猪胰脏治疗消渴病（糖尿病），用梨去核捣汁加其他药服治疗咳嗽，用小豆饭治疗水肿等简便验方。这些食疗方法至今仍为广大群众所喜用。

葛洪还提到了许多"食禁"问题，在《治食中诸毒方》《治防避饮食诸毒方》《治卒饮酒大醉诸病方》三个专篇中进行了详细论述。总之，葛洪在食疗的理论及其具体治疗方法上有新的发现和提高，给中医食疗学增加了新的内容。

3. 陶弘景与《本草经集注》

《本草经集注》是由南朝丹阳秣陵人陶弘景所著，全书计七卷，将《神农本草经》和据称陶氏所著的《名医别录》合而为一，加以注释而成。陶弘景非常重视养生，并且在道家思想的影响下产生求仙思想，弃官不做，隐居于金坛华阳之茅山，自号为华阳居士。由于重视养生，所以他对食疗也很有研究。在《本草经集注》中，陶氏一改《神农本草经》中将药物分为上、中、下三品的方法，发展为按药物的自然属性分类，充分注意了食物的特殊性，并且特别分出果、菜、米食三大类。对于日常所用的食物又较《神农本草经》增加，如大麦、蟹、乳汁、昆布、海藻等。在此书中，陶氏还将常用的药用食物进行了实用归类，如在该书"诸病通用药"中，在"伤寒"项下就记有葱白、生姜；在"大腹水肿"项下记有海藻、昆布、苦瓜、小豆、大豆、鲤鱼等食物；在"消渴"项下列举了白茅根、冬瓜、牛乳、马乳、小麦等。此一分类方法为古代食疗的发展奠定了基础。这也对中医食疗学有着重大的贡献。

4. 孟诜与《食疗本草》

这是唐代一部带有丰富饮食文化色彩的食疗专著，也是冠以"食疗"二字的中医药学现存的最早专著。从此以后，中医食疗学开始成为中医学的一个重要组成部分。《食疗本草》的问世具有划时代的意义，也是丰富多彩的古代饮食文化在中医学中的具体应用。《食疗本草》是孙思邈弟子孟诜搜集前朝本草集验、民间饮食习俗所传，加以己见，罗食物、中药于一书著作而成。据《中国医籍考》记："《食疗本草》，唐同州刺史孟诜撰，张鼎又补其不足者八十九种，并归为二百二十七条，皆说食疗治病之效，凡三卷。"原书已佚，现存的是敦煌石室的残卷，以及后世医家引用《食疗本草》中资料的编辑本。残卷本子1907年为英国人斯坦因所掠取，现藏于伦敦大英博物馆。这本书主要的贡献之一，就是总结和运用了唐代以前两千余年所积累的饮食文化知识进行防病、治病和养生。本书还对食物的性味和保健作用进行了详细的描述，如"藕，寒，主补中焦，养神气，益气力，除百病，久服轻身，耐寒不饥，延年""冬瓜，寒，主治小腹水鼓胀，又利小便，止消渴""蒲桃（葡萄），平，益脏气，强志，疗肠间宿水，调中""羊（杨）梅，温，主和脏腑，调腹胃，除烦愦，消恶气，去痰实"等。《食疗本草》对大多数食品疗效的论述，至今仍有很高的研究价值。书中对于某些食品的禁忌及多食可能引起的不良作用，也有不少切合实际的记载。如"砂糖，寒……多食令人心痛……损牙齿"。又如"蒲桃，平……其子不宜多食，令人心卒烦闷，犹如火燎，亦发黄病"。再如"羊（杨）梅，温……亦不可多食，损人齿及筋也。"书中还注意到食疗的地区性,比较了南方和北方不同的饮食习惯及食用同一食品的不同效果。此外,书中还注意到食品保护问题,而且提出防范方法,如"面……为磨中石末在内,所以有毒,但杵食之即良"。这些内容反映了唐代以前人们已经非常注意食品的养生、健身作用了,食、养、健的饮食心态正在逐步形成。《食疗本草》的成就,反映出饮食文化的进步。

《食疗本草》充分反映了盛唐时期饮食疗法的新经验,还增补了不少唐以前本草未载的食品,如鳜鱼(桂鱼)、鲈鱼、石首鱼(黄花鱼)、蕹菜(空心菜)、菠棱、白苣、胡荽、绿豆、白豆、荞麦等,特别收录了较多的动物脏器的食疗方法和藻菌类食品的医疗应用。正如范凤源在《敦煌石室古本草》自序中说:"唯我国食疗虽发源甚早,但至唐始大备,盖《素问》《食经》等,于食疗之法粗具,而药性之研求犹未精也,及夫唐世……尤以孟诜之《食疗本草》为最著。"此书明确冠以"食疗"二字,以食疗作为主要内容,有别于古之本草药学专著,不仅对中医食疗学的发展,而且对饮食文化的发展也起了巨大推动作用。

5. 孙思邈与《备急千金要方》《千金翼方》

孙思邈是盛唐时期集饮食文化和药学于一身的大医学家。他把饮食文化观点和医学思想融合在一起,提出了"食治"的概念,集中表现在《备急千金要方》和《千金翼方》之中。《备急千金要方》中有《食治》一篇列于第二十六卷,是我国医学书籍中最早的论食疗的专篇。本卷首为《序论》,逐次又分果实、菜蔬、谷米、鸟兽并附虫鱼,共五部分。

孙氏在《序论》中对食疗的论述甚广。盛唐时期食品丰富,五谷、蔬菜、果类、肉禽等可食者种类繁多,但受文化所限,关于饮食心态、饮食宜忌、饮食性味,"百姓日用而不知"。孙氏慨叹于此,故"聊用笔墨之暇,撰《五味损益食治篇》,以启童稚",揭示了他写这卷的动机:向老百姓宣传食治经验的同时,也普及了饮食文化知识,推动了饮食文化的发展。孙氏是饮食文化教育的开创者。孙氏对饮食文化研究很深,非常重视饮食对人体的重要作用，认为饮食的作用不仅是果腹、充饥，还有安身、健身的一面。他引用战国名医扁鹊的话告诉人们："安身之本，必资于食……不知食宜者，不足以存生也。"关于饮食的作用，孙氏阐述为："食能排邪而安脏腑，悦神爽志以资血气。"继而他又提出了饮食治疗的大法："夫为医者，当须先洞晓病源，知其所犯，以食治之，食疗不愈，然后命药。"精辟地指出了饮食治疗的法则：治病疗疾尽量采用饮食疗法，不要轻易地诉诸药物。这个法则是饮食文化在中医治疗学中的具体运用，大大促进了中医食疗学的发展。为了启迪人们重视饮食疗法，孙氏还把掌握和运用食疗的熟练程度作为评判一个医生的技能是否精良的重要条件，提出"若能用食平疴，释情遣疾者，可谓良工"的标准。

孙氏对饮食卫生也有自己的卓识，对于吃什么、如何吃都提出了自己的见解。关于吃什么，他谈到"鱼肉果实，取益人者而食之""惟乳酪酥蜜，常宜温而食之""若得肉，必须新鲜，似有气息，则不宜食""不得食生硬黏滑等物""夏至以后迄至秋分，必须慎肥腻饼臛酥油之属""鱼鲙诸腥冷之物，多损于人，断之益善"等等。提倡饮食要清淡，要温热，要新鲜，要对人体有益，这些看法至今都有科学道理。关于如何吃，孙氏说到"凡常饮食，每令节俭"，不要"贪味多餐，临盘大饱"，否则"或至暴疾"；即使面对美味佳肴，"水陆百品珍羞"，也不要"卒多食之"，"食之不已，为人作患"。告诫人们不要暴饮暴食。在饮食方法上，孙氏也极为讲究，提出"暮无饱食……暮无大醉"的主张，认为"味使口爽……可以增寿"。另外还要人们注意饮食不要过冷过热，因为"热食伤骨，冷食伤肺"，善于饮食养生者要做到"热无灼唇，冷无冰齿，食毕行步踟蹰则长生，食勿大言"。孙氏的这些思想赋予饮食心态以新内容，丰富了中医食疗学，其中所涉及的饮食卫生问题具有较高的科学价值和实用意义。

孙氏在书中还记载了大量食品，如《果实第二》中载有大枣、藕实、栗子、樱桃等10余种果实。在《菜蔬第三》中载有韭、生姜、小蒜、苜蓿、胡瓜等近30种蔬菜。在《谷米第四》中载有大麦、小麦、粟米、粳米、胡麻等 10 余种粮食。在《鸟兽第五》载有马、牛、羊酪、熊肉、鲤鱼、鲫鱼等 10 余种家禽和水产。为研究唐以前食疗提供了丰富的资料。

书中除了载有不少食物药品外，还有不少的食疗处方，并且详细记述了服药的方法和饮食宜忌。其涉及食物之多，论及医学范围之广，反映了唐代食疗的进展。书中给人们印象尤为深刻的是应用了以脏治脏及含碘食物治疗甲状腺肿，比如用海藻、昆布、海蛤等防治瘿病，用动物牛、羊、猪、鸡的肝脏治疗雀目（夜盲），这些特效的食疗方法为中医食疗的发展充实了丰富的内容。孙思邈的医学成就，推动了中医食疗学的发展。

6. 王焘与《外台秘要》

《外台秘要》系医学方书，唐代名医王焘历经十余个寒暑对医学文献进行了大量的整理工作，辑成于公元 752 年。此书汇集了初唐及唐以前的众多医学著作，在保存古代医学文献方面功业卓著，使我们今天尚能探其大略。《外台秘要》全书共 40 卷，分为 1104 门，收载医方 6000 余首。本书在中医食疗学方面的主要贡献是"食禁"问题。对于每一种病，方药之后不少都谈到食禁，内容丰富，切合实际，极为讲究。如卷九在若干治疗新久咳嗽或咳唾脓血方中，都提出了忌生葱、生蒜或海藻、菘菜、咸物等饮食禁忌问题；卷二十六在提及治疗痔疮时谈到应忌鱼、鸡、猪、饮酒、生冷等药后食禁问题。该书还记录了不少行之有效的食疗方法，如疗气嗽用杏仁煎、治寒痢用生姜汁合白蜜、谷皮煮粥防治脚气病等。这些食治方法都是宝贵的食疗经验，至今还在临床应用。《外台秘要》可以作为研究唐以前中医食疗的重要参考著作。

7.《食医心鉴》

《食医心鉴》唐代昝殷所著，约成书于 853 年。《宋史·艺文志》著录作二卷，今已失传。现本为日本人从《高丽医方类聚》中采辑而成，虽不能观原本之旧貌，但也可以了解其大半。《食医心鉴》主要以介绍食治处方为主，共列有 15 类食方，包括有论中风痰状食治诸方、浸酒茶药诸方、治诸气食治诸方、论心腹冷痛食治诸方、论脚气食治诸方、论脾胃气弱不多下食食治诸方、论五种噎病食治诸方、论妇人妊娠诸病及产后食治诸方、小儿诸病食治诸方等。食方的剂型包括粥、羹、菜肴、酒、浸酒、菜方、汤、乳方，索饼、丸、鲙、汁、散等。

8.《膳夫经手录》

本书为唐朝巢县县令杨晔所撰，成书于公元856年。《膳夫经手录》载有植物18种，鱼2种，兽2种，禽5种。本书对一些食物疗法进行了介绍，如菌类中毒可用鱼汁或梨汁解之，刺结绞汁可用于治疗鼻衄等。另外本书对茶的不同产地及特色进行了描述，是研究茶文化的参考著作。

9.《太平圣惠方》

《太平圣惠方》是宋代官修的大型方书。由宋代医官王怀隐等就当时太医院搜罗的各家验方编著而成，成书于公元992年。全书共100卷，列1670门，载方16 834首，包罗内、外、妇、儿、针各科疾病，理、法、方、药俱备。本书推崇孙思邈关于"夫为医者，当须先洞晓病源，知其所犯，以食治之，食疗不愈，然后命药"之论，设第九十六卷、第九十七卷为专论食治部分。首先提出"是以有食便有药"的食药同源的观点，然后又深入阐述了孙氏的食疗观点，进一步丰富了中医食疗学的理论。食治门共载方160首，剂型有粥、羹、饭、饼，以及灌肠、灌藕、酒、蜜煮、腌渍、酥煎、药乳等多种看馔形式，把宋以前的饮食文化、烹饪技术完美地和中医食疗学结合在一起，促进了中医食疗学的发展。本书的食疗方法大部分属于药食共煮的药膳形式，分治28种病症，如食治中风诸方、食治风邪癫病诸方、食治风热烦闷诸方、食治咳嗽诸方……其中也有单用食物治病的处方，如治疗中风的豉粥方，治疗水肿病的鲤鱼粥、黑豆粥，治中风大肠壅滞的薏苡仁粥等。在食疗方法上也有新意，如以药喂牛而服牛乳的"补虚养身，以药水饮牛，取乳服食方"是食疗方法的进展。总之，《太平圣惠方》所载食疗的理论、处方及各种膳食类型，都进一步丰富了中医食疗学的内容。

10.《经史证类备急本草》

《经史证类备急本草》简称《证类本草》，共31卷，宋·唐慎微撰。初稿写于 1082 年，于 1098 年增订成书。《证类本草》是在《嘉祐补注神农本草》及《嘉祐图经本草》的基础上，广泛参阅了各种"经史方书""凡二百四十七家"编撰而成。全书共收集药物 1746 种，将药物共分为 10 类：玉石部、草部、木部、人部、兽部、禽部、虫鱼部、果部、米谷部，以及菜部，其中谷、肉、果、菜各类食物增加了食疗学的内容。尤为重要的是，在《证类本草》中记录了前朝有关食疗的佚文，包括《食疗本草》《食性本草》《食医心镜》《孙真人食忌》四种，并将有关内容记在某些药物之后。如卷十三木部中品"竹笋"条下，引《食疗本草》文"主咳逆消渴痰饮喉痹，鬼疰恶气，杀小虫，除烦热……"又引《食医心镜》文"理心烦闷、益气力、止渴……竹笋主消渴、利水道、下气、理风热脚气，取蒸煮食之"。另外还引用了《孙真人食忌》文。这些记载，不仅为前朝散佚的食疗著作的编辑工作提供了极其宝贵的文献资料，也为后世研究古代的食疗保存了丰富的内容。

11.《圣济总录》

《圣济总录》也是宋代官修大型方书之一，成书于宋政和年间（1111—1117）。《圣济总录》全书计 200 卷，收载医方近 2 万首，分列 66 门，每门之中又分若干病证，总括全书有内、外、妇、儿、五官、针灸等各科病证，还有杂治、养生之类。本书也特别重视食疗，专列"食治"一门于卷第一百八十八、第一百八十九、第一百九十，共计三十条。《食治统论》全文谓："夫天产动物，地产植物，阴阳禀质，气味浑然，饮和食德。"在国家《药典》中提出了"饮和食德"这一重要的饮食文化哲学概念，说明早在宋朝以前，人们饮食内容、饮食心态就已经渗入到食疗学中，影响着中医食疗学的发展。其论也承续孙思邈"先晓洞源，知其所犯，以食治之，食疗不愈，然后命药"的主张，还明确指出食物具有"安腑脏，资血气，悦颜爽志，平疴去疾"的作用。

《食治门》三卷食治方中，包括治疗诸风、伤寒后诸病、虚劳、吐血、消渴、腹痛、妇人血气、妊娠诸病、产后诸病，以及耳病、目病等近 29 种病证的 285 个食疗方。食治方主要为药、食混合同用。食方的加工剂型丰富多彩，花色品种不少，比《太平圣惠方》中有所增加，有药粥方约 100 首，饭方 5 首，羹 37 首，饼方 14 首，脍方 6 首，臛方 7 首，面方 13 首，馎饦方 2 首，饆饠方 2 首，又有酒、散、饮、汁、煎等各种加工制作方法，体现出宋以前烹饪文化和中医食疗的完美统一。食方中应用的食品也很注意营养价值，动物性食物较多，另外还有米面谷类，以及各种调料。《圣济总录》食治门所涉及的疾病范围极广，如治中风狂邪惊走，心神恍惚、言语失志者，所用的葛根饭方；治伤寒后，小便赤涩、脐急痛的葱粥方；治肾劳虚损，精气竭绝的补肾羹方；治大便燥结，肠内胀痛的桃花面方等。另外该书还讲到有关饮食禁忌等饮食卫生的内容，如"夏用粉不得留经宿，恐酸坏"，及在治大便不通、燥结用桃花面方后记有"三五日内，忌热毒炙煿"，都是有益于食疗的经验总结。

12.《山家清供》

《山家清供》系林洪所著。林洪字可山，号龙发，浙江杭州人，为南宋末叶诗人。本书共分上下二卷，书中内容主要为日常饮食，旁及遗闻轶事、艺文考订等。顾名思义，其所记载的主要是山林农舍日常所食之物。全书共载肴馔 102 条，有关食疗的内容约占半数，为研究宋以前食疗提供了丰富的资料。以往的食方大多药食并用，属药膳性质较多，该书所记的食方则以食物为主，重视食物的养生保健作用，是真正名实相符的食疗。属于保健养生之类的如青精饭、黄金鸡、百合面、神仙富贵饼、蓬糕、胡麻酒等；属于治病祛疾的如地黄馎饦、椿根馄饨、柳叶韭、萝菔面、牛蒡脯等。其记柳叶韭说："韭顺嫩者，用姜丝、酱油、滴醋拌食，能利小水，治淋闭。"对取材、制法、食法及功能主治描述颇详。再如所载松黄饼云："春末取松花黄，和炼熟蜜匀，作古龙涎饼状，不惟香味清甘，亦能壮颜益志，延永纪算。"记述颇细，为我们进一步进行研究提供了方便。总之《山家清供》留存了大量的有实用价值的食疗资料。

13.《养老奉亲书》

本书为陈直撰，成书于 1085 年以前。全书一卷两册，分上下两部分。陈直精研《备急千金要方》，得其要旨，推而论及老人食治之方、医药之法、摄养之道甚有独到之处。本书列方 231 首，其中食疗方剂有 162 首。作者很重视食治的作用，指出："是以善治病者，不如善慎疾，善治药者，不如善治食。若能知食性而调而用之，则倍胜于药。"因为本书专论老年人保健治疗内容，更着意提出老人食治的大法是调理脾胃；而且因为"缘老人之性，皆厌于药而喜于食"，所以"凡老人之患，先宜食治""贵不伤其脏腑也"。并且还指出老人如无疾患，不须服药，"但只调停饮食，自然无恙矣""食治不愈，然后命药"。

《养老奉亲书》制订的食方大多是药食混合的。按其加工特点，大体分为四类：①软食类：有粥、羹、腥、馄饨、馎饦五种；②硬食类：有索饼；③饮料类：有汤、饮、酒、乳、茶、浆六种；④菜肴类：有脍、腌、燠、炙、煎五种。本书为研究老年人食治提供了丰富的经验，值得借鉴。

14.《饮膳正要》

本书为元代蒙古族营养学家忽思慧与大臣普兰奚编著，刊于 1330 年。《饮膳正要》共三卷，内容丰富，有文有图，图文并茂，是对元朝以前食疗、饮食卫生、饮食制作和饮食宜忌的知识总结。卷一叙述了养生避忌、妊娠食忌、乳母食忌、饮酒避忌等，并有珍馔异肴，各种珍奇食品的食谱 94 种。卷二有各种医疗、保健饮食，包括诸般汤煎 56 种，以及神仙服饵 24 条，食疗 61 则，中有抗衰老药膳处方 29 首，且列有四时所宜、五味偏走、食物利害，相反、中毒等内容。卷三是食物本草部分，计米谷品 44 种、兽品 35 种、禽品 18 种、鱼品 22 种、果品 39 种、菜品 46 种、料汤（即调味品）28 种，共 232 种。本书所收载的果品、菜品种类多而又为平时所习用，如桃、梨、柿子、木瓜、葡萄、核桃、枣等，各种菜如蔓菁、芫荽、芥、葱、蒜、冬瓜、黄瓜、萝卜、胡萝卜等，而且阐明了每一种食物的性、味，有毒、无毒及其功用，很有实用价值。《饮膳正要》不仅从食疗的角度讲述了饮食的营养价值，还非常注意烹饪技术，如本书的第一、二两卷详细记载了各种汤、羹、浆、膏、煎、油、茶，以及各种烧饼、包子、馒头、粥、面的制作加工方法，为后人研究元以前饮食文化提供了丰富的史料文献。

《饮膳正要》除了提出很多饮食的营养价值和食疗的方法外，还提出很多卫生要求，如"营养性者，先饥而食，食勿令饱；先渴而饮，饮勿令过""若食饱，不得便卧""夜不可多食""莫吃空心茶，少食申后粥""烂煮面，软煮肉，少饮酒，独自宿""饮酒过度，丧生之源"。还提出"凡食讫，温水漱口，令无齿疾口臭""凡清旦盐刷牙，平日无齿病"等。这些都是极好的饮食卫生经验总结，同是又具有科学性。

《饮膳正要》的另一个重要贡献就是反映了元代以前中外饮食文化交流的史实，保存了部分有价值的史料。当时出现了欧亚空前大统一的局面，本书比较充分地反映了外国及我国少数民族地区的饮食、医药传入内地的情况。这些记载保留了当时中外文化交流的宝贵史料。

15.《饮食须知》

贾铭著，约成书于公元 1367 年。本书专论饮食的性能及宜忌。正如其序中所记载："饮食藉以养生，而不知物性有相宜相忌。丛然杂进，轻则五内不和，重则立兴祸患。是养生者亦未尝不害生也。历观诸家本草疏注，各物皆损益相半，令人莫可适从。兹专选其反忌，汇成一编，俾尊生者，日用饮食中便于检点耳。"本书共分八卷，记载食物 325 种。卷一为水火，主要讨论各种水及燃料不同的煮食用火；卷二为谷类，共 33 种；卷三为菜类，共 74 种；卷四为果类，共 51 种；卷五为味类，共 32 种；卷六为鱼类，共 64 种；卷七为禽类，共 32 种；卷八为兽类，共 39 种。

16. 李时珍与《本草纲目》

明代著名的医药学家李时珍所著《本草纲目》，全书共 52 卷，分 16 纲 62 目，收载药物计 1892 种，与《证类本草》比较，数目增加了 374 种，附药图 1000 余幅。该书注重实践，总结了明以前的医药学经验，结合自己的见解，对每一种药物都详细阐明其性、味、产地、鉴别和主治，每药后还列有附方，全书共收方子 10000 余，成为中医药学的巨著和重要文献。

该书将所有药物分为 16 纲，即水、火、土、金石、草、谷、菜、果、木、服器、虫、鳞、介、畜、禽、人。除此，还列 62 目，即在各纲中又分若干目。这种分类有纲有目，眉目清楚，是药物分类上的一大进步。这本伟大的医学著作内容极其丰富，不仅对中医药学的发展影响极深，而且也为研究中医食疗学提供大量的宝贵资料。其中仅谷、菜、果三部就有 300 余种食物，虫、介、禽、兽有 400 余种。书中还载有不少食治方和食疗方法。在谷部第二十五卷中对饭、粥、糕、粽、蒸饼等食治作用皆有记载。饭的品种记载也很多，包括新炊饭、寒食饭、祀灶饭、盆边零饭、齿中残饭、飨饭、荷叶烧饭等。粥的种类介绍也很多，包括小麦粥、寒食粥、糯米粥、秫米粥、黍米粥、粳米粥、籼米粥、粟米粥、粱米粥等不同的粥 53 种，并逐项阐明其功用。

在主治第三卷及第四卷中大量应用了食疗方法，如"诸风"条中用醍醐酒服治中风烦热。乌鸡治中风舌强，烦热麻痹。在"暑"条中用乌梅生津止渴，西瓜、甜瓜、椰子浆解暑毒。"火热"条中用梨消痰降火、凉心肺，乌梅下气除热，蕉子凉心，甘蔗解热等。"诸气"条中用鳢鱼下一切气，同胡椒、小蒜、小豆、葱，水煮食。"痰饮"条中用醋、莱菔及子消食下痰，仙人杖菜去冷痰游；蕹菜消食，豁冷痰；盐杨梅消食去痰，作屑服；银杏生食降痰。"反胃"条中用牛羊乳治反胃燥结，时时咽之，或入汤剂；羊肉，蒜、薤作生食；乌雄鸡治虚冷反胃，入胡荽子煮，食二只愈。"哕啘"条中用雁肪治结热呕逆，水牛肉主啘；鳠鱼止呕，鲫鱼、石首鱼、鳖肉、羊乳治大人干呕，小儿哕啘，时时呷之；青羊肝治病后呕逆，作生淡食。"泄泻"条中用乌鸡骨同肉豆蔻、草果煮食治脾虚久泄；用黄雌鸡、羖羊角灰同矾丸服治久泄；猪肾掺骨碎补末，煨食治冷痢久泄；猪肠同吴茱萸丸服治脏寒久泄。"痛风"条中用水龟治风湿拘挛，筋盘疼痛，同天花粉、枸杞子、雄黄、麝香、槐花煎服。在"头痛"条中用鱼鳔治八般头风，烧存性末，葱酒热饮，醉醒则愈。"崩中漏下"条中用鹿血、猪肾、乌骨鸡、雀肉、鲨尾、蚌壳、文蛤、鲍鱼、海蛤、阿胶、羊肉等治疗。

《本草纲目》中还保存了不少明朝以前食疗专著的佚文，为后人研究古代食疗提供了珍贵的参考文献，如孟诜的《食疗本草》、陈士良的《食性本草》、吴瑞的《日用本草》等。此外，《本草纲目》新增辑的药物中，有许多是以前本草书中没有记载过或载而不详的食物，如兽部的黄羊、介部的石蜐、鳞部的鲀鱼，均对其出处、特点及性味功用进行了阐述，大大拓展了食治食物的种类，丰富和发展了中医食疗学的内容。

《本草纲目》一书对中医食疗学贡献巨大，是研究中医食疗学不可不读的重要本草著作。

17.《救荒本草》

《救荒本草》，明代朱橚所著，2卷。本书所载大多为未经前人记载的可食性植物，并且描绘有图形，记明产地，指出食用的部位及其性味、食用方法等，拓宽了人类利用植物的范围，发展了中医食疗学的内容。正如李濂在《重刻救荒本草》序中所说："是书有图有说，图以肖其形，说以著其用。首言产生之壤，同异之名；次言寒热之性，甘苦之味；终言淘浸烹煮蒸晒调和之法。草木野菜凡四百一十四种，见旧本草者一百三十八种，新增者二百七十六种。遇荒岁，按图而求之，随地皆有，无难得者，苟如法采食，可以活命。是书也，有功于生民大矣。"《救荒本草》初刊于1406年，已佚，现存最早为1525年刊本，收载本草414种，其中草部245种、木部80种、米谷部20种、果部23种、菜部46种，也是研究中医食疗学很有价值的参考著作。

18.《随息居饮食谱》

本书为清代温病学家王士雄所著，此书专论食治，书中含有很多作者的见解和经验。王士雄非常重视饮食的重要性，并且擅长饮食调养，他说："国以民为本，而民失其教，或以乱天下。人以食为养，而饮食失宜，或以害身命。卫国、卫生，理无二致。"在序言中更强调："颐生无元妙，节其饮食而已，食而不知其味，已为素餐，若饱食无教，则近于禽兽。"全书介绍水饮、谷食、调和（即调味品）、蔬食、果食、毛羽、鳞介共7类，计33味。其特点为食治验方通俗易懂，易于做到，效果可靠。如用白扁豆治赤白带下，用菠菜润肠通便，以冬瓜行水消肿，服丝瓜止嗽化痰，吃核桃治淋排石等，至今也是行之有效的方法。

　　本书对某些食物的加工方法叙述甚为详细，对研究清代的饮食文化、烹饪技术是很有参考价值的。如对芥菜的介绍："……腌食更胜，开胃，性平。以冬收细叶无毛、青翠而嫩者良。一名雪里蕻，晴日刈之，晾至干瘪，洗净。每百斤以燥盐五斤压实，腌之。数日后，松缸一伏时，俾卤得浸渍。如卤少，泡盐汤候冷加入，仍压实。一月后开缸，分装坛瓮。逐坛均以卤灌满浸为法，设卤不敷，仍以冷盐汤加之，紧封坛口，久食不坏，生熟皆宜，可为常馔。若将腌透之菜于晴燥时，一日晒极干，密装干洁坛内，陈久愈佳，香能开胃，最益病人。用时切食，荤素皆宜，以之烧肉，虽盛暑不坏。或切碎腌装小坛，毋庸卤浸，但须筑实密封，尤堪藏久。腌芥卤煮食物味甚鲜美，若坛盛埋土中，久则清澈如水，为肺痛、喉证神药。春芥发风动气，亦可腌食，病人忌之。"

19.《饮食辨录》

　　《饮食辨录》是一部专门讨论食物及其药用的本草、食疗专著。作者章穆，字深远，晚号杏云老人，是学验俱丰的医学家。本书作者极为重视饮食与人体健康、疾病治疗的关系，认为"饮食得宜，足为药饵之助，失宜则反与药饵亦为仇"。作者阅历病情五十余载，"见误于药饵者十五，误于饮食者十五"，痛感于此，又鉴于"食品繁多，讲求不易"，乃作"调疾饮食辨"以醒后人。是书共6卷，第一卷为总类，包括水、火、油、代茶四部分，共计76种，其中代茶收集了39种植物的根、茎、叶、花或果实的汁，对其性味和食疗功用进行了详细的说明。如"莱菔汁，性温味甘，温中利气，快膈宽肠。生，辛而升，食则暖气；热，甘而降，食则泄气。"急救方，"解中煤炭烟毒，捣汁灌，移向风吹即活。""冬瓜汁，味甘性凉，能除烦止渴，退热解暑，和中益气，利小便，消肿胀。""梅汁，收敛肺气，久嗽久痢宜之，生津止渴，病止即停，不宜过饮。"

在谷类部分中记载了不同的饭计 23 种，也详细地对它们的食疗作用和禁忌进行了说明。作者还很注重食物的色、香、味，如"然必气味纯正，始可入馔"，否则"不宜入食，恐因此减膳"，把饮食文化的概念运用到食疗中，食物重视选料，烹饪重视技术，达到增加食欲、促进食疗效果的目的。另外，谷类部分还记载粥 53 种，也详细地论述了不同谷物煮粥的原则及应用时的注意点，以助各种粥类发挥其食疗作用。书中记载说："各种粥通用白粳米或籼米，惟热病用粟米，表虚肺热用糯米、秫米。妙用总在热啜，尤须久煮极烂，盖诸药温凉补泻，性各不同，一饮下咽，总由胃气传布。病人胃气既不能速行，停留片刻，药之气味即殊。试观平人饮食，偶有不顺，转瞬嗳出，即成酸水，故凡用药，行速则有功，行迟则无力，若其停蓄不行，变为酸水，尚何功效之与有。惟以谷气助其胃，以热气速其行，而桴鼓之应，乃迥非汤剂所能及，此古人用粥治病之精理。"本部还载有酒 32 种，称酒的作用为"宣布药力，通行经络，活血和营，上行头顶，外达皮肤，旁通四末"。

清代的食疗著作很多，食疗受到医学家们的普遍重视。除以上介绍的有关食疗著作外，还有沈李龙的《食物本草会纂》，费伯雄所撰的《费氏食养》3 种，即《食鉴本草》《本草饮食谱》和《食养疗法》。同时还有袁枚的《随园食单》，张英的《饮食十二合论》。尤其是黄云鹄所辑《粥谱·附广粥谱》共载粥方 200 多首，是现存的第一本论粥专著。清代著名医家叶天士亦推崇食疗，提出"胃喜为补"的观点，有名的"五汁饮"就是由甘蔗、梨、鲜芦根、生荸荠、生藕汁调和而成，是养胃阴、生津液的有效食方。尚有顾仲编著的《养小录》，共 3 卷，记载了饮料、调料、蔬菜、糕点等 190 余种，内容丰富、制法简明，注意饮食的食疗作用，是看馔烹饪加工的极好参考著作。其他还有薛宝辰所著的《素食说略》，内容也丰富而实用，尤其对蕈类的叙说尤详。

中医食疗养生学从古至今已有五千多年的历史，内容丰富多彩。除见于有关文献外，还广泛流传于民间。民间青草药食疗是地地道道流传在民间，以青草药为主，群众用以养生健体、防病治病的一种行之有效的食疗方法。民间青草药食疗方多出自农村、山区。"开门见山"是山区的特点，有山就有草，有草就有药。由于青草药取之方便、易得，故用于食疗时，就多取新鲜之品，在临床上确有其独到之处。

20. 现当代有关食疗的著作

辛亥革命以后，我国的食疗作为传统文化的内容，也有发展、提高，出现了不少有关食疗的著作，如民国后医学家丁福保译著了日本的《食物新本草》，张拯滋编著了《食物治病新书》，杨志一等编写了《食物疗病常识》《补品研究》等书，杨志一还主编了《食物疗病月刊》，朱仁康的《家庭食物疗法》、程国树的《疾病饮食指南》都对研究、推广我国传统的食疗做出了贡献。

新中国成立后，尤其近年来，食疗著作有如雨后春笋，丰富和发展了我国传统食疗的内容和理论，如南京中医学院附院著有《中医食疗养法》，郑启明的《常见疾病民间饮食疗法》，江苏老中医叶橘泉的《食物中药与便方》，窦国祥所著的《饮食治疗指南》，翁维健的《药膳食谱集锦》，王水、陆仲灵的《长寿药粥谱》，乐依士等的《中国药粥谱》，彭铭泉的《中国药膳》，梁剑辉的《饮食疗法》，王桢的《食物疗法精萃》，张然等的《患者保健食谱》，钱伯文、孟仲法主编的《中国食疗学》，施奠邦主编的《中医食疗营养学》，近年窦国祥又推出《中华食物疗法大全》，这些著作继承了我国历代以来的食疗理论和丰富经验，介绍了中医食疗学的具体内容，对于普及食疗知识，推动食疗科学发展有一定影响。

历代有关食疗的著作不仅数量众多，而且内容丰富多样，以上介绍的只是一些有代表性的作品。这些著作对于中医食疗学的形成和发展发挥了巨大推动作用。近年来，随着祖国的强大和中医药事业的发展，食疗也逐渐兴旺起来，并已在国际上引起了重视。而中医食疗学随着客观形势发展的需要，也亟待发掘、整理和提高。目前，在中医药学的领域中已基本确立了中医食疗养生学这一学科，并在科研、临床、教学等方面取得了一定成绩。在振兴中医药的进程中，中医食疗学必定会发扬光大，必将为保证人民身体健康做出更大贡献。

三、食疗烹制技术和制作方法

（一）烹制技术

食疗膳食烹制是借用饮食文化的烹调技术，进行食疗膳食加工，主要有炖、煨、蒸、煮、熬、炒、卤、烧、煮粥、炸、蒸馏等方法，是中医学特殊风味的药膳制作技术。

1. 炖

是将食物或食物加药物同时下锅，加水适量，置于武火上烧沸，去浮沫，再置文火上烧至酥烂的烹制方法。如驴肉汤（《饮膳正要》），是将驴肉放入锅内加水烧开，撇去血沫，放入豆豉、葱、姜、花椒、大料、桂皮、酱油、精盐、白糖、料酒，改用微火煮至驴肉烂，食肉喝汤。

2. 焖

是在锅内加菜油适量，将食物或食物加药物同时放入，炒成半成品后，再加入姜、葱、花椒、盐等调味品和少量汤汁，盖紧锅盖，用文火焖熟的烹制方法。

3. 煨

是将食物或食物加药物，用文火或有余热的柴草火煨至熟透的烹制方法。如煨鲤鱼（《卫生易简方》），将鲤鱼宰杀后去内脏及鳃，鱼腹内装剥皮洗净的大蒜，外用绵纸裹好，纸外用黄泥包固，放火边或柴草火灰中煨熟，去泥、纸及鱼皮，食肉及蒜。

4. 蒸

是将食物或食物加药物以调料拌好，装入碗中，置蒸笼内，用蒸气蒸熟的烹制方法。如米酒蒸鸡（《食物与治病》），将公鸡宰杀，去内脏清洗干净，剁成核桃大的块，放入小盆内，加葱两段、姜两片、花椒五粒及糯米酒500克，放入蒸笼内蒸熟即可。

5. 煮

是将食物或食物加药物放在锅内，加汤汁或清水适量，武火煮沸，再用文火煮熟的烹调方法。如煮青豆（《必用全书》），将青豆淘洗干净，放入锅内加水烧开，改用小火煮至青豆烂熟，吃青豆，喝汤。

6. 熬

是将食物或食物加药物初步加工后，倒入锅内，加水和调料，置武火上烧沸，再用文火烧至汁稠味浓，食物烂熟的烹调方法。如瓜蒌羹方（《太平圣惠方》），将鲜瓜蒌根、冬瓜分别洗净去皮，冬瓜去籽切成片，与鲜瓜蒌根一并放入锅内，加豆豉及水烧开，煮至瓜烂，加盐少许即可。

7. 炒

是将食物或食物加药物准备好，将锅烧热，再下菜油，一般先用武火滑锅，并依次下药物与食物，用手勺或锅铲翻拌，断生即成的烹调方法。如枸杞桃仁鸡丁（《中华食物疗法大全》），先在热锅中放入猪油，五成热时投入鸡丁，快速滑炒后倒入漏勺内沥油，再加油入锅烧热，把姜、葱、蒜片放入煸炒，随后放入鸡丁，倒入稠汁速炒，最后加桃仁、枸杞，炒匀即成。

8. 卤

是将食物或食物加药物先初加工，按一定的方式配合后放入卤汁中，用中火逐步加热烹制，使其渗透卤汁直至成熟的烹调方法。其特点是味厚、香郁。如酱汁牛肉（《食医心鉴》），取铁锅烧热，加素油烧冒烟，放入黄酱，改用微火炒至酱熟。另将牛肉切成核桃大块，放锅内加水烧开，撇去血沫，将牛肉及汤倒入酱锅内，加酱油，豆豉微火煮肉烂，再加入洗净成块的冬瓜及葱白段，煮至冬瓜熟，加盐再烧一沸即可。食肉亦可喝汤。

9. 炸

是将食物或食物加药物准备好，先在锅内放大量菜油，待油熟后，将原料入锅内油炸，用武火烹制，炸熟即起锅的烹调方法。其又分为清炸、干炸、软炸、酥炸及纸包炸，其内容可参见有关食疗著作。

10. 烧

是食物经煸、煎等处理后，进行调味、调色，然后加入药物和汤或清水，用武火滚、文火焖，烧至卤汁稠浓即成的烹调方法。

其他尚有浸泡、文火煎、蒸馏、炼等烹制方法。

（二）常见膳食品种及制作

1. 粥

粥是将米、谷类等粮食与药物放入锅内，加汤或清水适量，先用武火煮

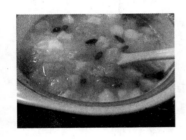

沸，再移到文火上熬成浓稠即成。亦可先将药物加水煎取药汁，另外把米、谷类等粮食加水，如常法煮粥，将熟时，把药汁调入再煮至熟。如粳米桃仁粥（《寿亲养老新书》），将桃仁用水泡2个小时，去皮尖放入锅内，加水及淘净的粳米熬成粥，加糖可食。

2. 汤、羹

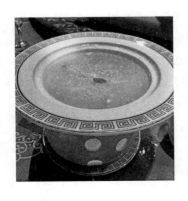

汤是指用少量食物或适量中药，放较多量的水，烹制成汤多料少的一类汤菜，汤中配用药物，可弃药食用，可药食两用，也可将贵细药制成粉末以充分利用。汤的烹制，最常用的是水煮，也可隔水蒸或炖，将原料放盛器内，加入足量的水和调味品，盖好，再放入蒸具蒸制，或放锅内隔水炖，至原料熟烂为止。汤可依口味加糖或盐。羹的制法与汤相似，只是

汤较羹稀。羹多成胶状，在中国古代食物中占有重要的一席，《礼记·内则》记载说："羹食，自诸侯以下至于庶人，无等。"就是说羹是一种大众化的食品。

3. 饮品

古代有汤、饮、酒、浆、茶、乳、汁、露等，现代又有奶茶、奶昔、酸奶、糖类饮料、植物蛋白饮料等，新鲜多汁的植物果实可榨汁饮用，也可加蜜或糖饮用，饮品多有补充水分和营养、清热生津、止渴提神等功效。

4. 菜肴

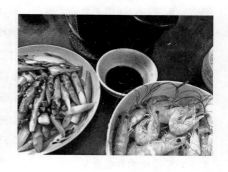

是具有保健或治疗作用的荤素食物，其烹饪方法主要有炖、蒸、煮、炒、爆、煎、汆、烧、炸等，可根据不同食物和治疗目的选择不同的烹饪方法，菜肴讲究质、色、香、味、形、皿，不仅给人感官的享受，也使人身体受益。

5. 膏类

是进补的常用方法，多选用滋补性食物或药物，加水煎煮取汁液，浓缩，加蜜或胶制成，具有口感好、服用方便、便于携带等特点。制作步骤有配料、浸泡、煎熬、过滤、浓缩、收膏等。

6. 酒类

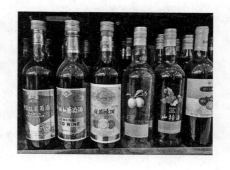

是将食物或药物用酒浸渍而成，也可用食物与药物同煮，再加酒曲发酵。药酒具有温阳散寒、活血通络、行气止痛等作用。

四、中医食疗的基本原则

中医食疗的三大基本原则是辨证施膳、全面膳食、饮食有节。

1. 辨证施膳

辨证施治是中医治疗疾病的指导原则，即在临床治疗时要根据病情的寒热虚实，结合患者的体质以相应进行治疗。只有在正确辨证的基础上进行选食配膳，才能达到预期的效果。否则，不仅于病无益，反而会加重病情。

中医认为，临床病证不外虚证、实证、寒证、热证。如神疲气短，倦怠懒言，舌质淡，脉虚无力等为虚证；形体壮实，脘腹胀满，大便秘结，舌质红，苔厚苍老，脉实有力等为实证；怕冷喜暖，手足不温，舌淡苔白，脉迟等为寒证；口渴喜冷，身热出汗，舌红苔黄，脉数等为热证。根据中医"虚者补之""实者泻之""热者寒之""寒者热之"的治疗原则，虚证患者以其阴阳气血不同之虚，分别给予滋阴、补阳、益气、补血的食疗食品；实证患者应根据不同实证的证候，给予不同的祛除实邪的食疗食品，如清热化痰、活血化瘀、攻逐水邪等；寒性病证，给予温热性质的食疗食品；热性病证，给予寒凉性质的食疗食品。

另外，在辨证施膳的时候，还必须考虑个人的体质特点。例如形体肥胖之人多痰湿，宜多吃清淡化痰的食品；形体消瘦之人多阴虚血亏津少，宜多吃滋阴生津的食品。春季万物始动、阳气发越，此时要少吃肥腻、辛辣之物，以免助阳外泄，应多食清淡之菜蔬、豆类及豆制品；夏季炎热多雨，宜吃些甘寒、清淡、少油的食品，如绿豆、西瓜、鸭肉等；秋季万物收敛、燥气袭人，宜吃些滋润性质的食品，如乳类、蛋类等；冬季天寒地冻、万物伏藏，此时最宜吃些温热御寒之品，如羊肉、狗肉、干姜等。

2. 全面膳食

所谓全面膳食，就是要求在饮食内容上尽可能做到多样化，讲究荤素食、主副食、正餐和零食等之间的合理搭配。现代营养学认为人体所需要的各种营养素主要包括蛋白质、脂肪、糖类、维生素、矿物质、水和纤维素七大类物质。这几大类营养素分别存在于不同种类的食物中，如粮食类食物主要含有丰富的糖类，蔬菜、水果中含有大量的维生素、矿物质和纤维素，鱼、肉、奶、蛋类则是蛋白质的良好来源。如果一味追求素食，进食谷类、蔬菜类食物，摒弃或限制动物性食品的摄入，久则使蛋白质的供给不足，不能满足机体新陈代谢的需要，可引起低蛋白血症，也影响脂溶性维生素如维生素 D、维生素 E 等的吸收，引起一系列症状。效仿西方的膳食结构模式，大量摄入动物性食品，易致某些肿瘤如乳腺癌、前列腺癌、结肠癌、直肠癌等的发病率明显升高，也使动脉硬化、冠心病、糖尿病、痛风等病的发病率增高。所以，为了保持身体健康，必须采用平衡膳食、全面膳食。

全面膳食是现代营养学的一个基本观点。其实，在中医食疗学中也早有类似认识，如我国医学典籍《黄帝内经》中曾经明确提出膳食配伍的原则："五谷为养，五果为助，五畜为益，五菜为充，气味合而服之，以补精益气。"五谷为米、麦及其他杂粮类食物的泛称，五果、五菜则泛指蔬菜和果品，五畜泛指肉类食品。谷、肉、果、菜这四大类食物，分别提供人体所需要的糖类、脂肪、蛋白质、矿物质、维生素、纤维素等，以满足人体功能活动的需要。

3. 饮食有节

饮食有节是指每天进食宜定时、定量，不偏食、不挑食。主要有两层含义：一是指进食的量，一是指进食的时间。

饮食定量，主要强调饮食要有限度，保持不饱不饥，尤其是不暴饮暴食。否则会使肠胃功能紊乱，导致疾病的产生。如《黄帝内经》所说："饮食自倍，肠胃乃伤。"《千金要方》更明确指出饮食过量的害处："不欲极饥而食，食不可过饱；不欲极渴而饮，饮不可过多。饮食过多，则结积聚；渴饮过多，则成痰癖。"现代医学认为，人体对饮食物的消化、吸收和利用，主要靠脾胃的功能正常，若饮食过量，短时间内突然进食大量食物，势必加重胃肠负担，使食物不能及时消化，进一步影响营养物质的吸收和输布，从而产生一系列疾病。相反，进食过少，则脾胃气血化生乏源，人体生命活动缺乏物质基础，日久会导致营养不良以及相应病变的发生。因此，饮食有节、食量有度是保证身体健康的重要条件。

我国传统的进食方法是一日三餐，即早、中、晚三餐。这与饮食在胃中停留和传递的时间有关。食物进入胃中，一般素食约4小时、肉食约6小时，然后由胃经十二指肠进入小肠，当胃排空到一定程度时，便产生饥饿感，故可再度进食。研究证明，早、中、晚这三个时间段内人体的消化功能特别活跃。按照相对固定的时间有规律地进食，可以保证消化、吸收功能有节奏地进行活动，脾胃协调配合，肠胃虚实交替，有张有弛，食物则可有条不紊地被消化、吸收和利用。若不分时间，随意进食，零食不离口，就会使肠胃长时间工作，得不到休息，以致肠胃消化的正常规律被打破，胃肠虚实无度，久而久之可发生脾胃病变。

对一日三餐，历来主张"早餐好，午餐饱，晚饭少"。这种说法有一定的科学性，与人体昼夜的生理变化有关。因为人身阴阳气血的运行，在昼夜中有盛衰的不同。早餐时间，经过一夜的休息，早晨阳气活动开始旺盛，胃中处于相对空虚状态，亟需补充营养，以满足上午的工作需要；午餐时间，处于一日当中，且经半天的劳动，消耗较多，故宜适当多进食，才能弥补损耗，满足下午劳动工作的需要；晚饭后，一般活动较少，消耗不多，故宜少食，否则常为致病之因。当然，一些夜生活丰富者，晚餐不仅要好，还要加夜宵。

南宋郑樵在《食养六要》一文中提出有六种对食物的要求，即"食品，无务于淆杂，其要在于专简；食物，无务于浓酽，其要在于淳和；食料，无务于丰赢，其要在于从俭；食材，无务于奇异，其要在于守常；食制，无务于脍炙生鲜，其要在于蒸烹如法；食用，无务于餍饫口腹，其要在于饥饱处中。"（见《戒庵老人漫笔》卷二）

五、中医食疗与药物疗法、药膳、普通膳食的关系

食疗与药物疗法、药膳、普通膳食的关系如下。

1. 食疗与药物疗法

食物疗法和药物疗法有很大的不同。食物治病最显著的特点之一，就是

"有病治病，无病强身"，对人体基本上无毒副作用。也就是说，利用食物（谷、肉、果、菜）性味方面的偏颇特性，能够有针对性地用于某些病证或个人体质的治疗或辅助治疗，调整阴阳，使之趋于平衡，有助于疾病的治疗和身心的康复。但食物毕竟是食物，它含有人体必需的各种营养物质，主要在于弥补阴阳气血的不断消耗。因此，即便是辨证不准确，食物也不会给人体带来太大的危害。正如名医张锡纯在《医学衷中参西录》中所说："食疗，病人服之，不但疗病，并可充饥，不但充饥，更可适口，用之对症，病自渐愈，即不对症，亦无他患。"因此，食物疗法适应范围较广泛，主要针对亚健康人群，其次才是患者，作为药物或其他治疗措施的辅助手段，随着日常饮食生活自然地被接受。

现代科学的"亚健康"是指身体没有明确的疾病，却出现了身体及心理适应能力的下降，如果这种"亚健康"状态不能得到及时纠正，就会进一步引起心身疾病。在中医学中称"未病"，按中医观点就是身体已经出现了脏腑气血阴阳的不平衡状态，从而导致各种异常症状。在"未病"状态下，盲目服用药物，特别是长期或不当使用药物可能带来毒副作用，而用中医非药物疗法如食物疗法来调理调养身体，预防疾病的发生，可收到良好效果。

药物疗法主要使用药物，药物性质猛烈，主要是为治病而设，因此药物疗法适应范围较局限，主要针对患者，是治疗疾病和预防疾病的重要手段。如若随便施药，虚证用泻药，实证用补药，或热证用温性的药物，寒证用寒凉性质的药物，不仅不能治疗疾病，反而会使原有的病情加重甚至恶化。因此用药必须十分审慎。对于糖尿病、高血压、关节炎、肥胖等疾病，治疗起来往往需要长期服药，而服用药物时间越长，毒性越明显。所以，现代人面对疾病时出现了"怕吃药，还不得不吃药"的矛盾心理。对于一些需要长期用药物治疗的慢性疾病，选择科学无毒的方法来代替，通过科学饮食来进行治疗，常可得到安全可靠的效果。科学合理的饮食可以提高药物对机体的治疗作用，同时还可以在一定程度上降低药物对身体的毒副作用。

"药食同源"，药物也是起源于不同的食物，人们经过一系列的研究发现，某些食物中含有用于治疗某种疾病的成分，于是把食物中的一些成分提取出来，经过催化、合成等途径制造出来用于治疗疾病。虽然药物在体内可以起到一定的治疗作用，但是，药物在制造过程中，其性状已经不同于以往的食物，作用于人体时，会产生不同的副作用及不良反应，如长期服用还可以产生毒性和耐药性。

食物疗法寓治于食，不仅能达到保健强身、防治疾病的目的，而且还能给人感官上、精神上的享受，使人在享受食物美味之中，不知不觉达到防病治病之目的。这种自然疗法与服用苦口的药物相比迥然不同，它不像药物那样易于使人厌服而难以坚持。人们容易接受，可长期运用，对于慢性疾病的调理尤为适宜。

此外，食疗用品在剂型、剂量上不像药物那样有严格的规定，它可以根据患者的口味习惯进行不同的烹调加工，使之味美色艳，寓治疗于营养和美味之中。

当然，由于食物疗法和药物疗法各有偏长，故在防病治病的过程中二者都是不可缺少的，应利用其所长，运用于不同的疾病或疾病的不同阶段，相互配合，相互协同，相得益彰。

2. 食疗与药膳

随着人们物质文化生活水平的提高，饮食文化的扩展，用以强身健体的食疗方法越来越商品化、社会化、群众化，商业意义上的药膳应运而生。1980 年 10 月 1 日，中国第一家专营药膳餐馆——成都同仁堂药膳餐馆正式开业。

药膳发源于我国传统的饮食和中医食疗。药膳是在中医学、烹饪学和营养学的指导下，严格按照药膳配方，将中药与某些具有药用价值的食物合理配伍，运用中国传统的烹调技术，结合现代食品工艺流程，制作而成的有一定保健治疗作用、色香味形俱全的特殊食品。药膳"寓医于食"，取药物之性、食物之味，食借药威，药助食势，相得益彰，既有较高的营养价值，又可起到保健强身、治病延年的目的。

药膳不同于一般的中药方剂，也不同于普通的饮食，它既可以使食用者得到美食的享受，又能使身体得到滋补和治疗。它同时又是一类要求烹饪技术和制作方法的特殊食物，除了一般的食品烹制方法外，还要根据中药炮制理论来进行原料的处理。如成都同会堂的荷叶凤脯、虫草汽锅鸡，广春堂的银杏鸡丁，吉林的参茸熊掌、爆人参山鸡片等，都因各其特色而驰名。中药与食物相配，经过特殊的"炮制"过程，变"良药苦口"为"良药可口"。宋代陈直在《养老奉亲书》中写道："缘老人之性，皆厌于药而喜于食。""贵不伤其脏腑也。"所以药膳在充分发挥中药特效的前提下，又能满足人们"厌于药，喜于食"的要求。

药膳疗法的适用范围甚广，可用于临床各科疾病的辅助治疗，尤以慢性虚损性疾病见长，还可作为保健强身、延年益寿之用。

运用药膳疗法时，应注意食物与药物的禁忌、服药食忌、食物忌食、食物相反等。药物与食物配伍禁忌是古人的经验，后人多遵从，其中有些虽无科学证明，但在没有得出可靠的结论以前多参用传统说法，以慎重为宜。注意个人体质不同，做适当调整，如由高血压、冠心病及严重心、肝、肾脏疾病引起水肿者，在配制药膳时应少放盐，宜清淡；对体质肥胖，患有动脉粥样硬化性疾病患者，宜服低脂肪（尤其是低动物脂肪）食物的药膳。注意食疗中药的五味与五脏的关系，一般说来，辛入肺，甘入脾，苦入心，酸入肝，咸入肾。注意选料与加工，药膳所用的中药材和食物都应认真精选，为保证药膳疗效，还应对药材与食物进行必要的加工处理。注意烹调技巧，优良的药膳必须讲究烹调技巧，药膳除应具备一般饮食的色、香、味、形外，还要尽可能保留其营养、有效成分，以更好地发挥治疗作用。

此外，还需要患者配合注意忌口，如服补药忌食用茶叶、萝卜等。忌口之说有些已被证明是有道理的，有些则不合实际，在药膳应用中可以参考。

药膳不能随便乱吃，尤其是不能想起一个吃一个，其有药理，不根据实际的体质乱吃就可能引起问题。药膳之引经，其食非食、药非药，望明辨而用。非食之食，食之误人；非药之药，用之误命。

3. 食疗食品与普通膳食

食疗食品与普通膳食有共同之处，即必须利用一定的烹调方法进行加工处理，符合食品的要求，具有色、香、味、形。但食疗食品又不能等同于普通膳食，食疗食品是具有治疗作用的食品，它是在中医理论指导下，根据人体和环境的情况，合理地、有目的地选择某些食品，通过一定的搭配和烹饪，达到调整人体状态、恢复精力、防病治病的目的。

普通膳食即日常普通饮食，人类从婴儿呱呱落地直到生命的终结，体内不断进行新陈代谢，通过呼吸及饮食吸收营养物质，排出废物，以维持生命健康。普通膳食只是提供给人体营养和能量，并没有治疗疾病的功效。普通膳食在制作和取材上可能更天然、随意，想吃什么可以自行选取，但很多人不能做到合理饮食，不能将全天的食物适当地分配于各餐，往往暴饮暴食，不计后果，只图一时享受，常会给身体带来损害，如以高脂肪、高蛋白饮食为主的人群，其胆结石的发病率是以蔬菜、糖类饮食为主的人群的 5 倍以上；摄入动物脂肪较多、经常吃甜食、过度饱食是冠心病、糖尿病形成的诱发因素。《中国居民膳食指南》规定了我国居民现代的膳食模式，认为"人类的食物是多种多样的，各种食物所含的营养成分不完全相同，除母乳外，任何一种天然食物都不能提供人体所需的全部营养素，平衡膳食必须由多种食物组成，才能满足人体各种营养需要，达到合理营养、促进健康的目的。"科学的膳食模式，是以谷类为主、菜肉果为辅的金字塔形膳食模式。

饮食像水一样，既能载舟，亦能覆舟，既能营养身体，又能招致疾病。食疗即懂得吃喝的智慧，"养生之道，莫先于食"。在众多的养生方法中，食疗被誉为首选。智慧的人们将食物和人体结合，将对疾病的防治悄无声息地融入日常饮食中，贯彻到一日三餐之中。

中医食疗学主要是以食养身，以食治病，它不仅突出了中医特色，而且也是我国饮食文化的重要组成部分，内容极其丰富，有待我们进一步去发掘研究，发扬光大，为广大人民群众的健康服务。

六、食疗食谱

中医食疗是在中医药理论指导下，研究如何利用食物来促进机体健康、防病治病的一种方法。目前，中医食疗有很多种分类方法，如按不同人群分类，可分为正常人群的食疗、老年人的食疗、儿童食疗、孕妇食疗；按四时养生分类，则有春季食疗、夏季食疗、秋季食疗、冬季食疗；按治疗需要分类，则有润肤养颜类、健美减肥类、延年益寿类、美发乌发类、增加免疫力类、强身健体类、增强记忆力类等。以下按照不同体质食疗分类，并依次介绍不同体质下该如何进行食疗及相应的食疗食谱。

【阳虚体质人群】

1. 阳虚体质人群的食疗

阳虚体质：常表现为畏寒肢冷，面色㿠白，神疲乏力，喜热食，大便溏薄或完谷不化，小便清长，舌淡而胖，或有齿痕，脉细弱，尤以尺脉沉小为甚等。

阳气犹如自然界的太阳，阳气不足，则内环境就会处于一种"寒冷"状态，"畏寒怕冷，四肢不温"是阳虚最主要的症状。完谷不化指的是大便中夹杂未消化食物，古人对此现象的产生有一个形象的比喻，食物的消化就好比要把生米煮成熟饭，胃就好比是煮饭的锅子，而阳气就好比是煮饭用的火，没有"火"，米就无法煮成"饭"。所以当阳气不足时，则进入胃中的食物也就无法很好地"腐熟"（消化），而直接从肠道排出。细胞的生命活动衰退，所以表现为萎靡懒动、神疲乏力。体内水分的消耗与代谢取决于阳气的蒸腾作用，如果阳气衰微，对水液蒸腾消耗不足，则多余的水分蓄积于体内，导致舌体胖大，受牙齿挤压而出现齿痕。阳气不足，不能鼓动脉管，所以脉象沉细无力。

所以阳虚体质的人适宜食用温补类食物，如狗肉、羊肉、雀肉、海马、干姜、胡椒、肉桂、茴香、荔枝、肉苁蓉、人参、冬虫夏草、蛤蚧、獐肉、鹿肉、牛鞭、海虾、韭菜、淡菜、姜、葱、丁香、豆蔻、锁阳、黄芪、桂圆、紫河车、米酒等；忌食用寒凉类食物，如鸭肉、兔肉、鸭蛋、鸭血、牛奶、酸奶、甲鱼、螃蟹、螺蛳、田螺、蚌肉、蚬肉、阿胶、柿子、甜瓜、柑橘、柚子、香蕉、无花果、青苦瓜、西瓜、地瓜、菜瓜、生萝卜、生莲藕、丝瓜、紫菜、冬瓜、金针菇、地耳、草菇、落葵、罗汉果、莼菜、马蹄、菊花脑、金银花、薄荷、菊花、槐花等。调整体内阴阳，达到平衡状态。

2. 阳虚体质人群的食疗食谱

（1）韭菜粥

原料： 新鲜韭菜 30~60 克（或韭菜籽 5~10 克），粳米 100 克。

做法： 先将洗净粳米 100 克倒入锅内，加水煮沸，再加入洗净切碎的韭菜，同煮成粥，加盐少许。现煮现吃，隔日粥不要吃。

功效： 韭菜又名"壮阳草""起阳草"，有温补肾阳、固精止遗、行气活血、温中开胃之功，《本草纲目》载："韭菜粥，温中暖下。"粳米味甘性平，具有补中益气、健脾和胃的作用。适用于脾肾阳虚所致的腹中冷痛，泄泻或便秘，虚寒久痢，噎膈反胃，阳痿，早泄，遗精，白浊，小便频数，小儿遗尿，女子白带过多，腰膝酸冷，月经痛，崩漏不止等。

（2）肉苁蓉羊肾汤

原料： 羊肾 1 对，肉苁蓉 30 克。

做法： 将羊肾剖开，挖去白色筋膜，清洗干净，切丁；肉苁蓉洗净，切片。将羊肾与肉苁蓉一并放在砂锅内，加入清水，先用大火煮沸，再用文火炖煮 20~30 分钟，以羊肾熟烂为度。捞去肉苁蓉片，酌加适量胡椒末、味精和精盐。当菜或点心食用。

功效： 肉苁蓉有沙漠人参之名，甘温，入肾经，补肾阳，益精血；羊肾补益肾气、益精填髓。可用于老年耳鸣耳聋、腰膝酸软、夜尿频多。

（3）人参鹿茸枸杞酒

原料： 人参3克，枸杞子35克，熟地黄10克，冰糖40克，白酒1000克。

做法： 将人参去除芦头，用湿布润软，切片；枸杞子与熟地黄除去杂质、洗净。将人参、枸杞子、熟地黄装入纱布袋内，扎紧袋口。冰糖放入锅中，用适量清水加热溶化至沸，微炼至黄色时，趁热用纱布过滤去渣。将白酒装入酒坛内，将药袋放入酒中，加盖密闭，每日翻动搅拌1次，浸泡10～15天，泡至参、杞色淡味薄，用细布滤除沉淀，加入冰糖搅匀，再静置过滤，澄清即成。每次饮用15毫升，一日2次。

功效：《神农本草经》认为，人参有补五脏、安精神、定魂魄、止惊悸、除邪气、明目开心益智的功效；鹿茸有生精补髓、养血益阳、强健筋骨、治一切虚损虚痫等作用；枸杞有养肝、滋肾、润肺等作用。该药酒功能大补气血，养心安神。用治劳伤虚损，阳痿，食少倦怠，惊悸健忘，头痛眩晕，腰膝酸痛。

【阴虚体质人群】

1. 阴虚体质人群的食疗

阴虚体质： 体形瘦长，表现主要是手足心热，易口燥咽干，口渴喜冷饮，大便干燥，或见面色潮红，两目干涩，视物模糊，皮肤偏干，眩晕耳鸣，睡眠差。

阴虚意味着精、血、津液不足，如果阴不足了，阴就不能遏制住阳，阳气就相对偏旺了，而阳盛就会出现新陈代谢加快，体内津液耗损过度，形成口渴、干燥、便秘、手足心热等体征；精、血、津液不足，人体得不到濡养，出现两目干涩、皮肤偏干、口渴、便干、失眠等现象。

因此，治疗阴虚体质的人应主要以养阴降火、滋阴润燥为原则，应多食滋补肾阴的食物，如芝麻、绿豆、糯米、龟、海参、鲍鱼、鸭肉、鹅肉、鸡蛋、猪蹄、百合、蜂蜜、豆腐、燕窝、白木耳、黑豆、甘蔗、梨、山药、石斛、黄精、玉竹、山萸肉、女贞子、旱莲草、地黄、玄参、何首乌等，少食性温燥烈之品，如辣椒、葱、蒜、葵花籽、羊肉、荔枝、龙眼肉、佛手柑、杨梅、大蒜、韭菜、芥菜、辣椒、薤白、胡椒、砂仁、荜茇、草豆蔻、肉桂、花椒、白豆蔻、大茴香、小茴香、薄荷、丁香、白酒、红参、肉苁蓉、锁阳、狗肉等，平素避免熬夜，避免工作过度劳累，要顺应昼夜变化，保证正常的睡眠时间，避免精神过度紧张，情绪过激，暗耗阴血。戒烟。

2. 阴虚体质人群的食疗食谱

（1）桑椹醪

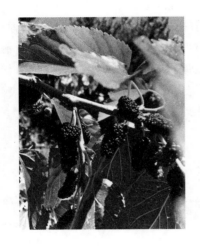

原料： 鲜桑椹1000克，糯米500克，酒曲适量。

做法： 将桑椹洗净，捣烂，以纱布绞汁，将汁与糯米按常法煮成干饭，待凉，加入酒曲（压碎），拌匀，发酵成酒酿，即成。

功效： 桑椹在《随息居饮食谱》中有"滋肝肾，充血液，祛风湿，健步履，息虚风，清虚火"的记载。该食疗方有滋补肝肾、聪耳明目的功效。适用于阴血不足、肝肾亏损所致的消渴、便秘、耳鸣、目暗等症。

附记： 引自《百病中医药酒疗法》。

（2）女贞子酒

原料： 女贞子200克，低度白酒500毫升。

做法： 冬季果实成熟时采收，将女贞子洗净，蒸后晒干，放入低度白酒中，加盖密封，每天振摇1次，1周后开始服用。每日1～2次，每次1小盅。

功效： 女贞子为木犀科常绿灌木或乔木植物女贞的成熟果实，女贞子配制成口服的低度酒剂食疗，可使活血祛斑、补益肌肤、强身抗衰的作用更明显。本方可补益肝肾、抗衰祛斑，尤其适用于老年脂褐质斑。

（3）九转黄精膏

原料： 黄精、当归适量，各等分。

做法： 水煎取浓汁，加蜂蜜适量，混匀，煎沸。每次吃 1～2 匙。

功效： 方中以黄精补益脾肾、益精血，当归协黄精补血。用于老人身体虚弱，精血不足，早衰白发；阴虚肺燥，干咳少痰，及肺肾阴虚的劳嗽久咳；脾胃虚弱；肾虚精亏的头晕，腰膝酸软，须发早白及消渴等。

附记： 源于《太平惠民和剂局方》（原方为丸）。

【气虚体质人群】

1. 气虚体质人群的食疗

气虚体质者，形体消瘦或偏胖，体倦乏力，面色苍白，语声低怯，常自汗出，动则尤甚，心悸食少，舌淡苔白，脉虚弱，是其基本特征。若患病则诸症加重，或伴有气短懒言、咳喘无力；或食少腹胀、大便溏泄；或脱肛、子宫脱垂；或心悸怔忡、精神疲惫；或腰膝酸软、小便频多，男子滑精早泄、女子白带清稀。

气，是构成人体和维持人体生命活动的最基本物质，它对于人体具有多种重要的生理功能。《难经·第八难》："气者，人之根本也。"《素问·五常政大论》："气始而生化，气散而有形，气布而蕃育，气终而象变，其致一也。"气能激发和促进人体的生长发育，以及各脏腑、经络等组织器官的生理功能，能推动血液的生成、运行及津液的生成、输布和排泄，可以维持体温，护卫肌肤，抗御邪气，气对血、津液、精液等液态物质又有固摄作用。

所以气虚，人体的精、血、津液等失去固摄，会出现自汗、失血或血液生成不足、男子滑精早泄、女子白带清稀等表现。气虚还会出现各脏腑组织功能的不足，如心气虚出现心悸气短、神疲等症状。具有补气功能的食品：

牛肉、鸡肉、猪肉、糯米、大豆、大枣、白扁豆、鲫鱼、鲤鱼、黄鳝、虾、鹌鹑、蘑菇等；气虚忌食：大蒜、山楂、佛手柑、槟榔、苤蓝、胡椒、萝卜缨、芫荽（香菜）、芜菁（大头菜）、荜茇、薄荷、紫苏叶、荷叶、荞麦、柑、柚子、金橘、金橘饼、橙子、荸荠、生萝卜、地骷髅、薤白、芥菜、君达菜、砂仁、菊花。忌茶叶及烟酒。

2. 气虚体质人群的食疗食谱

（1）山药百合莲子汤

原料：莲子100克，瘦肉400克，山药400克，百合1包（4个），姜1块。

做法：瘦肉洗净切块，待用；山药去皮切块；莲子、百合洗净。砂煲下8碗水，加姜片、瘦肉、莲子、山药，大火烧开转小火60分钟，加入百合煮2分钟，加盐调味即可。注意：鲜百合很快会熟并容易碎，所以最后才加进去。

功效：莲子长于养心安神，用于虚烦、惊悸、失眠；山药"主伤中补虚，除寒热邪气，补中益气力，长肌肉，久服耳目聪明"，许多古医籍都对山药做了很高的评价。在民间，山药是人所共知的滋补佳品；百合具有润肺止咳、清心安神之功，可治久嗽、咳唾痰血，可清解热病后余热、虚烦惊悸、神志恍惚等。本汤可补虚益气，调神养心安神。

（2）什锦麦胚饼

原料：葡萄干20克，龙眼肉10克，花生仁10克，大枣10枚，麦胚粉100克，白糖（或红糖）20克。

做法：将葡萄干洗净，与龙眼肉一起切碎，花生仁炒熟，大枣洗净去核，上述两种食物同样切碎，将麦胚粉用开水稍烫一下，加入上述原料后，揉和均匀，制成薄饼，烙熟。

功效：龙眼肉具有补益心脾、养血安神之功，可用于气血不足、心悸怔忡、健忘失眠、血虚萎黄。葡萄干内含大量葡萄糖，对心肌有营养作用，有助于冠心病人的康复。该药膳由于钙、磷、铁的相对含量高，并有多量维生素和氨基酸，是老年、妇女及体弱贫血者的滋补佳品，可补气血、暖肾，对贫血、血小板减少有较好疗效，对神经衰弱和过度疲劳也有较好的滋补作用。此饼具有益气、养血、安神、提神的功效，经常适量食用，对气虚体质者有益处。

（3）黄芪红枣茶

原料： 黄芪 3~5 片，红枣 3~5 粒，枸杞子 10~20 粒。

做法： 红枣用温水泡发洗净后去核（不去核会有些燥热，如果体质比较寒的也可以不去核）；黄芪、枸杞子、红枣用清水浸泡 20~30 分钟（正常煎中药都需要把药材泡 20~30 分钟，以便于药物有效成分析出）。点火，锅内水煮沸以后转小火煮 20 分钟以上（不要用电磁炉，要用明火）。

功效： 黄芪，《本草经疏》谓之："功能实表，有表邪者勿用；能助气，气实者勿用；能内塞，补不足，胸膈气闭、肠胃有积滞者勿用；能补阳，阳盛阴虚者忌之；上焦热盛，下焦虚寒者忌之；病人多怒，肝气不和者勿服；痘疮血分热甚者禁用。"黄芪和人参均属补气良药，人参偏重于大补元气，回阳救逆，常用于虚脱、休克等急症，效果较好，而黄芪则以补虚为主，常用于体衰日久、言语低弱、脉细无力者。红枣能生津、调节内分泌，促进人体第二性征发育。枸杞子含有大量胡萝卜素、维生素、人体必需的蛋白质、粗脂肪和磷、铁等营养物质。

【血虚体质人群】

1. 血虚体质人群的食疗

血虚体质： 易出现目眩、心慌、失眠多梦，劳累易头痛，怕冷不怕热，手足麻木，冬季皮肤干燥瘙痒，指甲淡白变软、易裂，易便秘，性格内向、胆怯，面色淡白或萎黄，唇舌淡白，脉细无力，女性月经减少或延迟。

根据"气血互损""血虚生寒"的变化规律，血虚体质常同时出现气虚体质或阳虚体质的特征，可形成"气血两虚体质"或"血虚兼阳虚"体质；血液循环不畅，中医称为"血瘀"。若血液循环不畅，会造成身体某些部位供血不足，产生局部血虚症状。血瘀日久便可形成"血瘀兼血虚"体质。例如动脉硬化，血管狭窄，或血液黏度增高，大脑血液流量减少，易出现脑功能减退、缺血性中风、缺血性痴呆等；血虚体质的人心脏储备功能较差，血管紧张性低下，提示潜在的功能不足。

所以根据中医的理论，如清代李中梓《医宗必读》说："血气俱要，而补气在补血之先；阴阳并需，而养阳在滋阴之上。"《温病条辨》说："善治血者，不求之有形之血，而求之无形之气。"《景岳全书》则说："有形之血难以速生，无形之气所当急固。"在临床用药时，依据"气能生血"，常在补血药中配以益气之品。常用的方剂有归脾汤、当归补血汤等；常用的补气药有黄芪、人参、党参、山药、白术、黄精、大枣等；配以养血之药，如当归、白芍、熟地黄、阿胶等。

2. 血虚体质人群的食疗食谱

（1）枸杞红枣煲鸡蛋

原料：鸡蛋 2 个，红枣 8 颗，枸杞子 20 颗左右，红糖少许。

做法：

①鸡蛋、枸杞子和红枣用水清洗干净，备用；

②锅中加适量水，放入鸡蛋和大枣同煮；

③开锅后，煮 10 分钟左右，鸡蛋就熟透了；把鸡蛋捞出来放冷水冰一下，剥去鸡蛋壳，再次放入锅中煮；

④把红糖倒入锅中，放入枸杞子，煮 5 分钟即可。

食用方法：吃蛋喝汤，可以每天食用或隔天食用 1 次。

功效：枸杞性甘、平，归肝、肾经，能滋补肝肾、益精明目、补气养血、益面色、去疲劳、长肌肉、坚筋骨、增强人们的免疫力，同时还能延年益寿，是中医学家公认的滋补保养的良药。红枣有养胃健脾、补血行气、生津液、悦颜色等作用。中医典籍《本草备要》中记载，红枣能"补气益中，滋脾土，润心肺，调营养，缓阴血，生津液，悦颜色，通九窍，助十二经，和百药"，是一味轻身延年的好食材。鸡蛋养肝肾、益气血、补虚劳。

（2）**蜜汁山药**

原料： 山药500克，枸杞20克，糖150克，桂花酱2茶匙（10毫升），油适量。

做法：

①戴上手套，将山药洗净、去皮，切成1厘米宽、5厘米长的长条，用水浸泡，避免氧化发黑，用之前捞出沥干。枸杞用水泡软待用；

②锅中放入足够多的油（能没过山药），烧至7成热时，放入山药段，用中火炸至稍稍变黄捞出，沥干油；

③将锅中的油倒出，洗净锅，加入适量的水（约100毫升），放入糖熬化；

④熬到糖水变浓像糖浆时，放入山药和枸杞炒匀；

⑤放入桂花酱炒匀即可出锅。

功效： 山药味甘，性平，入肺、脾、肾经，具有健脾补肺、益胃补肾、固肾益精、聪耳明目、助五脏、强筋骨、定志安神、延年益寿的功效，主治脾胃虚弱、食欲不振、肺气虚燥、肾气亏耗、腰膝酸软、消渴尿频等病症。蜜汁山药有健脑益智、滋阴养血的功效。

附记： 源于《中国益寿食谱》之延年益寿食谱。

（3）**玫瑰红枣补血粥**

原料： 黑米、白米、红糖各适量，红枣10颗，药用玫瑰十几朵。

做法：

①将黑米、白米按1：1的比例，洗净，加水浸泡一夜；

②将米倒入电饭锅中，加开水熬煮，一定要一次把水加足；

③等待粥煮开时，将红枣洗净去核，切成丁，药用玫瑰花苞去蒂，将花瓣分开，备用；

④粥煮开后，将红枣加入一同熬煮，至米粒胀开，煮至黏稠时，放入红糖，起锅前将药用玫瑰花瓣撒入，搅拌均匀即可。

功效： 玫瑰，调理月经痛经、祛斑防皱，可治疗便秘、美容养颜。红枣，健脾益胃、补气养血、养血安神，是补气养血的圣品，同时又物美价廉。黑米，具有滋阴补肾、健脾暖肝、补益脾胃、益气活血、养肝明目等疗效，经常食用黑米，有利于防治头昏、目眩、贫血、白发、眼疾、脾胃虚弱等病症。红糖，具有益气补血、健脾暖胃、缓中止痛、活血化瘀的作用，是女性最好的美容养颜佳品之一。本粥适用于女性月经期，可止痛补血。

【痰湿体质人群】

1. 痰湿体质人群的食疗

痰湿体质：形体多肥胖，嗜食肥甘，神倦、懒动、嗜睡，身重如裹，口中黏腻或便溏，脉濡而滑，舌体胖、苔滑腻。若病则胸脘痞闷，咳喘痰多；或食少、恶心呕吐、大便溏泄；或四肢浮肿，按之凹陷，小便不利或浑浊；或头身重困，关节疼痛重着，肌肤麻木不仁等。

痰湿体质的形成与生活方式关系最为密切，多发于生活富足、缺乏运动的人。这里的痰指水液代谢过程不畅通而产生的废物，随着气血的运行流窜全身，位置不定，引起许多疾病。运动则气机调畅，有利于津液的运行与代谢，改善体质增进健康。

痰湿体质在饮食方面应少甜少酒，少辣少油，且勿过饱。少喝酒，所有食物里边，湿热之性最大的就是酒。湿热体质兼杂痰湿体质，最忌讳食用经过油炸、煎、炒、烧烤等高温加工烹制而成的食物。多吃些蔬菜、水果，尤其是一些健脾利湿、化痰祛痰的食物，更应多食之，如白萝卜、紫菜、荸荠、海蜇、洋葱、枇杷、大枣、白果、扁豆、薏苡仁、蚕豆、红小豆、包菜等。痰湿之体质多形体肥胖，身重易倦，故应长期坚持体育锻炼，如散步、慢跑、球类、武术、游泳、八段锦、五禽戏及各种舞蹈等。

2. 痰湿体质人群的食疗食谱

（1）山药排骨汤

原料：净排骨 500 克，山药 250 克，芹菜 25 克，味精、花椒、胡椒粉、盐、酒、葱、姜各适量。

做法：

①将排骨切成5厘米长的条，放入沸水中余约5分钟，洗净，沥干水分；

②取炒锅，放入清水、排骨、葱、姜、酒、芹菜，用中火烧开，转为小火炖，放入花椒；

③将山药放入沸水中余一下，待排骨炖至五成熟时，放入山药炖3小时，待排骨酥烂时，拣去葱、姜、芹菜，放入盐、味精、胡椒粉即可。

功效： 山药具有补先天之肾气、健后天之脾胃的功效，因其营养丰富，自古以来就被视为物美价廉的补虚佳品，临床上常用来治脾胃虚弱、食少体倦、泄泻等病症；山药含有皂苷、黏液质，有润滑、滋润的作用，故可益肺气、养肺阴，治疗肺虚痰嗽久咳等。本汤气血双补，是补虚养身、调理营养不良的最佳食谱。

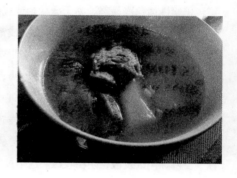

（2）陈皮荷叶茶

原料： 陈皮，干荷叶，干山楂，生薏苡仁。

做法：

①将陈皮和干荷叶、干山楂、生薏苡仁清洗一下，捞出放入锅中；

②锅中倒入700毫升清水，大火煮开后，转中火继续煮5分钟；

③壶中放入冰糖，搁一个漏网，将煮好的茶水倒入壶中，搅拌至冰糖融化即可。

功效： 陈皮具有理气燥湿、化痰止咳、健脾和胃的功效，常用于防治胸胁胀痛、疝气、乳胀、乳房结块、食积、胃痛等症；荷叶味苦辛、微涩，性凉，归心、肝、脾经，清香升散，具有消暑利湿、健脾升阳、散瘀止血的功效；山楂有消食健胃、活血化瘀、驱虫之功效，主治肉食积滞、小儿乳食停滞、胃脘腹痛、瘀血经闭、产后瘀阻、心腹刺痛、疝气疼痛、高脂血症等，山楂还有散瘀、止血、防暑、提神等作用；生薏苡仁可利水渗湿。体重偏重的痰湿型的人或肠胃负担过重的人可以饮用此茶，以达到降脂和减肥的作用。

【气郁体质人群】

1.气郁体质人群的食疗

气郁体质：由于长期情志不畅、气机郁滞而形成的以性格内向不稳定、忧郁脆弱、敏感多虑为主要表现的体质。形体消瘦或偏胖，面色苍暗或萎黄，平素性情急躁易怒，易于激动，或忧郁寡欢，胸闷不舒，时欲太息，舌淡红，苔白，脉弦。若病则胸胁胀痛或窜痛；或乳房、小腹胀痛，月经不调，痛经；或咽中梗阻，如有异物；或颈项瘿瘤；或胃脘胀痛，泛吐酸水，呃逆嗳气；或腹痛肠鸣，大便泄利不爽；或气上冲逆，头痛眩晕，昏仆吐衄。气郁体质的人，习惯把情绪都憋在心里，不愿意诉说。

"气"是力量、是动力，同时气在发挥作用时一定要畅通无阻，无障碍、无阻滞。在人体中，气的基本运行形式是升、降、出、入，就是清气上升，浊气下降，阳气发散，阴精收藏。这个过程一定要顺，人才能周身通泰。

如果气郁结在体内，人就会郁闷、叹息。"善太息"就是本能地通过叹气来调气，让气顺一些。善于治疗妇科杂病、内科杂病的中医是很重视这个症状的，因为经常不由自主地叹气，能够比较真实地反映患者气行不畅。

气行畅通无阻，人才能七情适度、情绪平稳。所以气郁的人有一个特点，总是郁闷、不高兴、生闷气，而且可能会这儿痛那儿痛，这儿胀那儿胀的，最常见的就是胃脘、胸腹、胁肋、乳房等部位的胀满疼痛。

气郁体质是肝脏的疏泄条达功能相对不足造成的。肝脏为将军之官，指挥全身的气畅通无阻，无拘无束，这叫"疏泄条达"。肝脏相对不足，就比较容易气机阻滞。

气郁体质的人，若不兼阳虚、气血虚等体质，则可坚持较大强度与运动量的锻炼，如跑步、登山、球类运动、游泳、武术等，足够的运动量能较好地调畅气血，促进食欲及改善睡眠。若从调情志的角度出发，瑜伽等运动多是形神并练，形动而神静，可达动形而怡神的效果。气郁体质的人要学会发泄，不要太敏感，放松心情，迟钝些好。"思伤脾"，过度思虑，会使脾胃不运、消化不良，出现腹胀、食欲不振、大便不畅、常叹气等。可多听流畅、悠扬、舒缓、有镇静作用的音乐，多外出旅行。

2. 气郁体质人群的食疗食谱

（1）甘麦大枣粥

原料： 小麦 50 克，大枣 10 枚，甘草 15 克。

做法： 先煎甘草，去渣，后入小麦及大枣，煮粥。空腹服用。

功效： 甘麦大枣汤出自张仲景《金匮要略》，主治妇人脏躁、悲伤欲哭等。《金匮要略论注》：小麦能和肝阴之客热而养心液，且有消烦、利溲、止汗之功；甘草泻心火而和胃；大枣调胃，而利其上壅之燥。盖病本于血，心为血主，肝之子也，心火泻而土气和，则胃气下达。肺脏润，肝气调，燥止而病自除也。补脾气者，火为土之母，心得所养，则火能生土也。故本食疗方可益气安神。适用于妇女脏躁，精神恍惚，时常悲伤欲哭，不能自持者，或失眠盗汗、舌红、脉细而数的患者。

（2）玫瑰花包

原料： 面粉 500 克，玫瑰花 50 克，黑芝麻（炒熟）20 克，花生 30 克，红糖、小苏打适量。

做法：

①玫瑰花摘瓣洗净，切细；花生炒熟，去外皮研碎。两者与红糖、黑芝麻一同拌和为馅；

②面粉预先发酵后，加干面粉、小苏打揉成皮，放入馅，包成包子状，上笼蒸熟即可。

功效： 玫瑰花在《本草纲目拾遗》

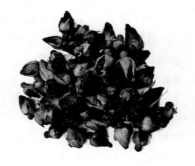

中记载有"和血行血，理气，治风痹、噤口痢、乳痈、肿毒初起、肝胃气痛"的作用。红糖、黑芝麻均有滋补阴血的功效，故本食疗方可疏肝解郁、理气活血。

（3）干烧刀豆

原料： 嫩刀豆500克，葱花、姜末、糖、盐、味精各适量，植物油30克。

做法：

①将刀豆掐去两头，撕去老茎，摘成段，洗净；

②锅内放油，烧至六成热时，放入刀豆炸至表皮起白泡时，起锅沥油；

③锅内留余油先煸炒姜末，再倒入刀豆，加入糖、盐、味精及清水，用中火焖干水分，撒上葱花装盘即可。

功效： 《本草纲目》记载："刀豆：温中下气，利肠胃，止呃逆，益肾补元。"本食疗方适宜于气郁、阳虚体质之人食用，热盛体质者不宜多食。另外，生刀豆有小毒，烹调时一定要使之熟透。

【血瘀体质人群】

1. 血瘀体质人群的食疗

血瘀体质： 面色晦滞，口唇色暗，眼眶暗黑，肌肤甲错，易出血，舌紫暗或有瘀点，脉细涩或结代。若病则上述特征加重，可有头、胸、胁、少腹或四肢等处刺痛。口唇青紫或有出血倾向、吐血、便黑等，或腹内有癥瘕积块，妇女痛经、经闭、崩漏等。

"气行则血行"，故血瘀之人多伴有气虚；"气为血之帅"，气虚则无法推动血液的运行。故身体各部位会出现相应的缺血症状和血液循环的问题，如出现刺痛、面色晦暗等现象。气血一旦瘀滞，既可能化寒，也可能化热，甚至痰瘀相杂为患。

故血瘀体质应注意调整自身气血，吃一些活血类型的食物或补药，多做有利于心脏血脉的运动，调整自身心理状态，保持身体和心理的健康。血瘀体质之人在精神调养上，要注意培养乐观的情绪。精神愉快则气血和畅，血液流通，有利于血瘀体质的改善。适宜血瘀体质者食用的食物有莲藕、洋葱、蘑菇、香菇、猴头菇、木耳、海带、葛根、魔芋、金针菇、猪心、菠萝、山楂、菱角、余甘子、刺梨等。常食桃仁、油菜、慈菇、黑大豆能起到活血祛瘀的作用。酒可少量常饮，醋可多吃，山楂粥、花生粥也不错，肉类煲汤亦可以多吃。

2. 血瘀体质人群的食疗食谱

（1）鲜藕炒木耳

原料： 鲜藕片250克，黑木耳10克，2个鸡蛋，适量油、盐、葱。

做法：

①藕洗干净，去皮，切块；

②木耳泡发好，洗干净，撕成小块；

③锅中加油，鸡蛋直接磕入，炒熟；

④葱花加入炒出香味；

⑤加入藕块大火翻炒几分钟；

⑥加入木耳，再翻炒同样的时间，加入盐调味即成。

功效： 藕味甘性温，能健脾开胃、益血补心，故主补五脏，有消食、止渴、生津的功效。这道菜制作简便，并具有补脾开胃、益气补虚、止血、散瘀和血的功效，对气血亏虚、干咳少痰、痰中带血、产后调养等均有益处。

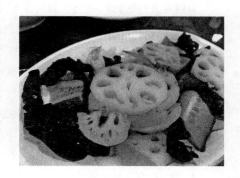

（2）茜草猪脚汤

原料： 水5碗，猪脚（要出水）1只，茜草5钱，大枣5粒，盐1/2茶匙（按个人喜好，建议淡点），姜2片，葱1条，白酒半汤匙。

做法：

①猪脚去毛斩件；

②用滚水煮猪脚5分钟后，捞起备用；

③茜草、大枣、葱洗净，葱切段，将全部材料放入煲内煮滚，改用文火煲2小时，加盐调味，便可饮用。

功效： 茜草味苦性寒，归肝经，有凉血止血、化瘀、通经的作用，主治血热吐衄、崩漏下血、血瘀经闭、跌打损伤、风湿痹痛等。妇女产后饮用，给婴儿哺乳，能使婴儿身体健康成长，并可促使母亲身体复元。血气不足的妇女产后，煲茜草猪脚汤饮用，即能收补血、补虚、通乳健脾之效，不用再为缺少乳汁而苦恼。

（3）丹参酒

原料： 丹参300g，米酒适量。

做法：

①将丹参切碎；

②倒入适量的米酒浸泡15天；

③而后滤出药渣压榨出汁，将药汁与药酒合并；

④再加入适量米酒，过滤后装入瓶中备用。

食用方法： 每次10毫升，每日3次，饭前将酒温热服用。

功效： 丹参味苦，性微寒，入肝肾二经，活血，通心包络，去滞生新，调经顺脉，安神宁心，治健忘怔忡、惊悸不寐。药理实验结果表明，丹参有扩张冠状动脉的作用，能使冠状动脉血流量增加，并使心率减慢，对防治冠心病等老年性疾病是大有益处的。又因丹参含维生素E，所以也应有抗衰防老作用。故本方可养血安神，主治神经衰弱、记忆力减退、失眠健忘。

【湿热体质人群】

1. 湿热体质人群的食疗

湿热体质： 形体偏胖或消瘦，面垢油光，多有痤疮粉刺，常感口干口苦、眼睛红赤、心烦懈怠、身重困倦、小便赤短、大便燥结或黏滞，男性多有阴囊潮湿，女性常有带下增多，病时上述征象加重。舌质偏红苔黄腻，脉象多见滑数。心理特征为性情急躁，容易发怒。不能耐受湿热环境。

肢体沉重，发热多在午后明显，并不因出汗而减轻；舌苔黄腻，脉数。

具体表现因湿热所在不同的部位而有差别：在皮肉则为湿疹或疔疮；在关节筋脉则局部肿痛。但通常所说的湿热多指湿热深入脏腑，特别是脾胃的湿热，可见脘闷腹满，恶心厌食，便溏稀，尿短赤，脉濡数；其他如肝胆湿热表现为肝区胀痛，口苦、食欲差，或身目发黄，或发热怕冷交替，脉弦数；膀胱湿热见尿频、尿急，涩少而痛，色黄浊；大肠湿热见腹痛腹泻，甚至里急后重，泻下脓血便，肛门灼热，口渴。

因热往往依附湿而存在。所以，湿热体质的人应注意起居环境的改善和饮食调理，不宜暴饮暴食、酗酒，少吃肥腻食品、甜品，以保持良好的消化功能，避免水湿内停或湿从外入，这是预防湿热的关键。在饮食上宜食祛湿食物，如绿豆、冬瓜、丝瓜、赤小豆、西瓜、绿茶、花茶等，忌甘甜饮料（如可乐、雪碧等）、辛辣刺激的食物（如辣椒、八角、葱等）、酒、肥甘厚味（如肥鱼、大肉）等。

2. 湿热体质人群的食疗食谱

（1）竹笋西瓜皮鲤鱼汤

原料： 鲤鱼1条（约750克），鲜竹笋500克，西瓜皮500克，眉豆60克，生姜、红枣各适量。

做法：

①竹笋削去硬壳，再削老皮，横切片，水浸1天；鲤鱼去鳃、内脏，不去鳞，洗净略煎黄；眉豆、西瓜皮、生姜、红枣（去核）洗净。

②把全部材料放入开水锅内，武火煮沸后，文火煲2小时，加精盐调味供用。

功效： 鲤鱼有补脾健胃、利水消肿、通乳、清热解毒、止嗽下气的作用，对各种水肿、腹胀、少尿、黄疸、乳汁不通皆有益；竹笋是一种低脂肪、低糖、多纤维素的食品，具有促进肠道蠕动、帮助消化、防治便秘之功效，也有防癌的作用；西瓜皮性凉味甘，清暑解热，止渴，利小便。本食疗方可祛湿降浊、健脾利水，适用于身重困倦、小便短少、高血压。

（2）玉米赤豆粥

原料：玉米 100 克，赤小豆 50 克，金橘饼 50 克，冰糖适量。

做法：

①把赤豆、玉米去杂质，淘洗干净；金橘饼切成碎粒备用；

②在锅内添适量清水，倒入赤小豆、玉米，旺火烧沸后用勺搅动几下，转用小火熬 30 分钟；

③待赤小豆和米粒呈开花状时，加入金橘饼、冰糖熬成粥即可。

功效：赤小豆煮粥食之，有健脾益胃、清热解毒、利水、消肿、通乳的作用。凡脾虚不运、腹水胀满、小便不利、黄疸、泻痢者，皆可食之。适用于水肿、下肢湿气、小便不利、大便稀薄、身体肥胖、产后乳汁不足等症。玉米具有调中开胃、益肺宁心、清湿热、利肝胆、延缓衰老、帮助排尿、减轻水肿等功能，玉米中含有丰富的纤维素，可以促进人体肠道的运动，预防排泄困难和便秘，还可以排毒。本食疗方有健脾利湿、清热解毒等功效，适用于湿热体质，面部有油垢、湿疮、湿疹的患者。

（3）薏仁茶

原料：熟薏苡仁粉。

做法：早晚两次，每次取熟薏苡仁粉 5 克左右，用温开水冲服，饭后服用。可加适量糖或蜂蜜。

功效：薏苡仁性味甘淡微寒，有利水消肿、健脾祛湿、舒筋除痹、清热排脓等功效，为常用的利水渗湿药。常食可以保持人体皮肤光泽细腻，消除粉刺、雀斑、老年斑、妊娠斑、蝴蝶斑，对脱屑、痤疮、皲裂、皮肤粗糙等都有良好疗效。本食疗方能润泽肌肤，美白补湿，行气活血，调经止痛。

【平和体质人群】

1. 平和体质人群的食疗

平和体质：阴阳气血调和，体态适中，面色红润，精力充沛，体形匀称、健壮，面色、肤色润泽，头发稠密有光泽，目光有神，鼻色明亮，唇色红润，不易疲劳，精力充沛，耐受寒热，睡眠好，胃纳佳，苔薄白，嗅觉灵，舌色淡红，二便正常，脉和缓有力，性格随和开朗，平素患病较少，对自然和社会环境适应能力较强，耐寒又耐热。

《素问·阴阳应象大论》提出："人有五脏化五气，以生喜、怒、悲、忧、惊、恐。"五气分属于五脏。五脏藏有五神，即肝"在志为怒"藏魄，心"在志为喜"藏神，肾"在志为恐"藏志等，以七情、五志、五神与五脏**相配，用来说明人的情志活动是以脏腑为生理基础的。可见，人的七情活动**是对客观事物刺激的反应。正常的七情活动对机体生理功能起着协调作用，不会致病。反之正如《养性延命录》所说："喜怒无常，过之为害。"异常的情志活动超过人体本身的正常生理活动范围，使人体气机紊乱，脏腑阴阳气血失调，百病丛生。正所谓七情过极，才可致病。在中医学的认识中，很多病症都和情志有关，例如心悸、不寐、头痛、眩晕、厥证、郁证、癫证、中风等。情绪稳定是平和体质的主要表现，情绪很平稳，那么脏腑就不受情绪的影响，气血正常运行。因此想要向着平和体质靠拢，就要先把自己的心态调好，所以平和体质的人既有优越的先天遗传因素，又有后天个人的修为，这种人生活规律，能时时调整自己的情绪，不受环境的影响。

对平和体质的人群来说，养心是养生的最高境界。《素问·上古天真论》说："恬淡虚无，真气从之，精神内守，病安从来。"这句话的意思就是说人要保持心情安闲，排除杂念妄想，以使真气顺畅，精神守持于内，这样疾病就无从发生了。也有"下士养身，中士养气，上士养心"的说法，可见重视养心是达到平和体质的关键。

孟子曰："养心莫善于寡欲。"养心的核心，就是平静心神，清心寡欲，减少各种欲望。杂念重生，心神动荡，这样就会消耗大量能量；气血动荡不安，则心神外驰。静心就是让气血按正常的规律而运行，自然养生中心灵释放法、放松法，就是使人减少各种欲望，以内养精神，达到平心静气，充养人体能量。另外，道德修养、积善成德也是养生的手段。中医认为德高者五脏淳厚，气血匀和，阴平阳秘，所以能健康长寿。《庄子·刻意》曰："圣人休休焉则平易矣。平易则恬淡矣。平易恬淡，则忧患不能入，邪气不能袭，故其德全而神不亏。"管子言："人能正静，皮肤裕宽，耳目聪明，筋信而骨强。"孔子指出："大德必得其寿。"唐代大医孙思邈则认为："德行不克，纵服玉液金丹，未能延年。""道德日全，不祈善而有福，不求寿而自延，此养生之大旨也。"

2. 平和体质人群的食疗食谱

丹参绿豆粥

原料：丹参 30 克，绿豆各 100 克。

做法：先将丹参煎汤，取汤汁，再将绿豆放入汤汁中煮粥。

功效：夏季在养心养血的同时要注重活血。丹参味苦，性微寒，入肝、肾二经，可活血，通心包络，去滞生新，调经顺脉，安神宁心，治健忘怔忡、惊悸不寐。药理实验结果表明，丹参有扩张冠状动脉的作用，能使冠状动脉血流量增加，并使心率减慢，对防治冠心病等老年性疾病是大有益处的，又因丹参含维生素 E，所以也应有抗衰防老的作用，是养血活血的佳品；绿豆可解百毒，能帮助体内毒物的排泄，促进机体的正常代谢。丹参绿豆粥能有效安神、改善睡眠，更适合体质偏热者。

中国的烹饪由于发展历史悠久、机械化程度低等缘故，所以有着很强的手工技术特性。因此要想提高厨艺，除了掌握菜谱上的烹饪流程和书本上的基本烹饪技术外，还需要不断地、反复地进行练习，使掌握的技术在烹制菜肴时能运用自如，其实就是熟能生巧。时间长了，随着经验的积累，也就能体会到手艺提高的乐趣和美食的享受。此外，中国烹饪的精深之处还在于每一款菜肴的制作都有一些细微的技术关键（窍门），所以说，中餐的美味不是香料、作料的丰富就能代替和解决的，这也是中餐的魅力所在。如果一个人（包括厨师）没有注意到这些细微的技术关键或者对其处理不当，那么，烹制出的菜肴就达不到令人满意的效果。因此，一个厨师要想烹制出上乘的菜肴，不仅要娴熟地运用其基本技术，还必须精于菜肴烹制中细微的技术关键。手艺的差异就体现在细微之处。

参考文献

1. 陈沛沛，项平. 儒家饮食观与中医养生 [J]. 南京中医药大学学报，2005，6
   （1）：32-34.

2. 董占军，吴文博. 药师论茶 [M]. 石家庄：河北科学技术出版社，2010：
   22-23，38.

3. 耿刘同，耿引循. 佛学与中医学 [M]. 福州：福建科学技术出版社，1993：84.

4. 管军军. 做爸妈的营养师 [M]. 北京：中国医药科技出版社，2013.

5. 胡自山. 中国饮食文化 [M]. 北京：时事出版社，2006：11，12-13.

6. 慧缘. 慧缘佛医学 [M]. 南昌：百花洲文艺出版社，2003：164-169.

7. 李利娜. 中医四季饮食养生 [J]. 大家健康，2013（22）.

8. 刘建平.《本草纲目》食疗汤粥 [M]. 北京：化学工业出版社，2014：87-161.

9. 马宏伟. 中国饮食文化 [M]. 呼和浩特：内蒙古人民出版社，1993.

10. 马王堆汉帛书整理小组. 五十二病方 [M]. 北京：文物出版社，1979：27-52.

11. 倪世美. 中医食疗学 [M]. 北京：中国中医药出版社，2009.

12. （明）李时珍. 本草纲目（金陵本）[M]. 上海：上海科技出版社，2008：
    1002-1713.

13. 施旭光. 中华养生茶饮 [M]. 广州：广东旅游出版社，2009：14-120.

14. 宋纬文. 刍议民间青草药食疗方的特点 [J]. 中国民族民间医药杂志，2002
    （3）：138-139.

15. 孙立彬，王彤. 内经二十四节气饮食法 [M]. 北京：化学工业出版社，2011.

16. 魏睦新，刘振清. 中医食疗一本通 [M]. 北京：科学技术文献出版社，2009.

17. 赵科，任雍，王占英. 茶的文化 [M]. 呼和浩特：远方出版社，2005：67，226.

18. 周岱翰，林丽珠. 中医肿瘤食疗学［M］. 贵州：贵州科技出版社，2012.

19.《中国酒文化趣谈》编写组 . 中国酒文化趣谈［M］. 北京：中国旅游出版社，
    2008：120-139.

20. 徐少华 . 中国酒与传统文化［M］. 北京：中国轻工业出版社，2003：293-353.